LE MYSTÈRE
DU PLACEBO

Patrick Lemoine

LE MYSTÈRE
DU PLACEBO

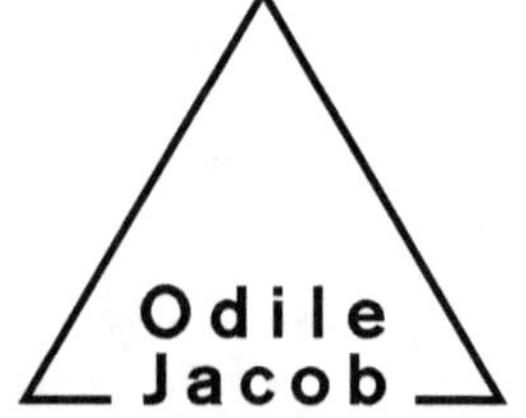

Odile Jacob

© ÉDITIONS ODILE JACOB, FÉVRIER 1996
15, RUE SOUFFLOT, 75005 PARIS
ISBN 978-2-7381-7445-1

À Claudie

Mes remerciements vont, en tout premier lieu, au Dr Bernard Lachaux, psychiatre et chef de service à l'hôpital Saint-Jean-de-Dieu. Sans toutes nos après-midi de discussions passionnées, sans notre ancienne complicité et, surtout, sans notre profonde amitié, ce livre n'aurait probablement pas vu le jour. Aussi, Bernard, sois remercié fraternellement pour tes réflexions, tes conseils et tes remarques et aussi pour le travail préliminaire que nous avions entrepris ensemble il y a quelques années.

Je remercie également Chloé, Hélène et André, Alain Amar, Jean-Jacques Aulas, Michel Auzet, Marie-Lorraine Colas, Jean-Luc Fidel, Jacqueline Julien, les secrétaires des CCPPRB (A, B) de Lyon.

« C'est pourquoi il faut
ouvrir le livre et soigneusement
peser ce qui y est dit, alors vous
saurez que la drogue dedans
contenue est bien d'autre valeur
que ce que ne promettait la
boite... »

François Rabelais,
Gargantua.

Son devoir de remplaçant l'appelait pour une tournée de visites ordinaires. La malade était âgée, obèse et diabétique et il devait lui faire une prise de sang. Les vieilles veines roulaient, claquaient, échappaient à la pointe. Il dut s'y reprendre à plusieurs fois. Les bleus fleurissaient tant qu'il n'osait plus regarder les bras mortifiés. Il rentra chez lui, inquiet. Les diabétiques ne cicatrisent pas bien. Le moindre bobo prend des allures de catastrophe et met des mois à disparaître. Le surlendemain, il retourna chez la vieille femme.

Ce jour-là, ses certitudes scientifiques vacillèrent. Les bras étaient intacts. Ni œdème ni coloration suspecte. N'étaient visibles que les trop nombreuses effractions de la peau. Une telle cicatrisation chez une obèse diabétique était proprement hérétique, interdite de Faculté ! Au risque de perdre la face, il questionna. Après bien des réticences, elle avoua enfin : elle avait le Don. Ailleurs, ce type d'information l'aurait fait sourire. Mais ici, dans cette grande pièce toute simple, près de cette vieille dame si douce, il resta coi.

Par la suite, il lui rendit encore visite, à l'occasion, comme ça, pour rien. Et puis, le dernier jour, alors qu'il lui faisait ses adieux, elle lui demanda tout de go s'il acceptait d'être le dépositaire du secret. Coupable du crime de lèsefaculté, il repartit songeur, le Don dans la poche, hâtivement griffonné sur un bout d'ordonnance.

Un soir, une bousculade, le barbecue renversé et une jolie invitée brûlée sur la main. Rien de grave, une rougeur, bientôt une cloque. Il ne sut jamais vraiment ce qui lui passa par la tête. Furtivement, sans y croire, il sortit le bout de papier qui dormait depuis des lustres dans son portefeuille. C'était juste pour voir, dans un esprit froidement scientifique. Quelques instants plus tard, la jeune fille annonça qu'elle ressentait une drôle d'impression, comme si on lui avait mis des glaçons sur la main. La douleur avait disparu. La rougeur aussi.

Il n'y croit toujours pas. La preuve, il n'a jamais pu apprendre par cœur les fameuses incantations, les cinq lignes de patois et les quelques gestes simples. Rien à faire. Jamais, ô grand jamais, il ne les utiliserait dans un contexte médical. Mais quand ses enfants ou ses amis se cognent ou se brûlent, après s'être fait un peu prier, il consent parfois à sortir le torchon de papier de son vieux portefeuille.

Tous les médecins, je l'affirme, et tous les malades aussi, croient et s'adonnent – parfois – à d'étranges pratiques. Encore aujourd'hui, la médecine officielle chasse sans le dire sur les terres de la magie. Elle lui fauche ses clients, qu'elle récupère en se donnant tous les gages de sérieux, de respectabilité que confèrent un titre universitaire et une confirmation ordinale. Par discrétion, les noms sont changés, les agissements cachés, les formes mises, mais l'irrationnel est bien à l'œuvre. Alors, sur le point de rédiger un ouvrage sacrilège, un livre interdit qui révélerait certains secrets bien gardés, le vertige s'empare de l'auteur. Grande est la tentation de composer un leurre. Un livre qui aurait toutes les apparences d'un ouvrage honnête, respectable, normal en un mot. Mais un livre qui ne contiendrait rien. Un texte fait de lettres et de signes vides de sens, creux, sans substance, ni matière, comportant des illustrations neutres, sans relief, sans contours ni couleurs. Vain délire d'un psychiatre en mal de copie ? Que fait-il d'autre pourtant, ce médecin drapé de solennité qui, à l'issue d'une cérémonie rituelle, parfois longue appelée consultation, rédige un document nommé ordonnance, mentionnant une drogue assez souvent inactive selon les canons de la pharmacologie, un comprimé inerte, une gélule de gélatine, qu'un acolyte patenté, le pharmacien, s'empresse aussitôt de délivrer ?

Ce rien, cette illusion de médicament, porte un nom. C'est le placebo. Or cette substance totalement dénuée de principes actifs se révèle parfois puissamment efficace. Elle se révèle capable de déplacer des montagnes pathologiques, de renverser des dogmes thérapeutiques, de décontenancer les plus cartésiens d'entre nous. Le placebo est ce qui fait douter les médecins, tout en faisant la grandeur de leur art. Il constitue de nos jours le dernier signe, l'ultime part d'irrationnel en médecine. La part du diable ?

Alors sans préjugé ni parti pris, avec autant de rigueur que de passion, abordons la médecine et son ambiguïté. L'hôpital est devenu le théâtre d'exploits technologiques où l'informatique le dispute à la biologie moléculaire, la microchirurgie à la caméra à positrons. Laissons ses desservants rêver de guérisons sophistiquées et intéressons-nous plutôt à la réalité quotidienne du soin. Le placebo est à la croisée des chemins. Il représente le point nodal de la thérapeutique, entre pharmacologie, psychothérapie et magie, entre science et irrationnel.

À l'image de Monsieur Jourdain, la médecine occidentale pratique la placebothérapie sans le savoir. Ou plutôt, sans vouloir le savoir. Aux yeux du public, ce qui fonde en définitive la valeur de la médecine, c'est sa capacité à guérir ou, tout au moins, à soulager. Si la médecine consistait simplement à recueillir des symptômes afin d'en déduire automatiquement un traitement, il suffirait d'installer dans les pharmacies des systèmes informatiques puissants, comparables aux distributeurs de tickets dans les halls de gare. Les malades entreraient leurs symptômes dans la machine, qui délivrerait sans risque d'erreur le traitement le plus adapté ; un robot piloté par ordinateur irait ensuite chercher les produits mentionnés sur les rayons de l'officine. Un tel programme n'aurait rien d'aberrant sur le plan de sa réalisation ; n'importe quel informaticien un peu doué pourrait y arriver. Serait-il avantageux pour les comptes de la Sécurité sociale ? Pas certain. Que demande, en effet, prioritairement un malade à son médecin ? Contrairement à ce que l'on pourrait penser, les réponses qui viennent en premier ne sont pas « science » et « notoriété », mais « gentillesse » et « disponibilité ». Le temps consacré par consultation est probablement l'une des principales revendications du public, et ceci a été parfaitement compris par les tenants des secteurs II et III qui justifient leur honoraires plus élevés par un temps de consultation plus long.

Selon certaines enquêtes d'opinion donc, ce qui est recherché par un patient chez un médecin, c'est sa capacité à être bienveillant, à comprendre, à rassurer, à établir un lien, en un mot, à être empathique. À n'en pas douter, la mystérieuse puissance des réactions interhumaines opère dans la relation thérapeutique, elle agit sur l'efficacité d'un traitement, elle intervient au cours du processus de guérison. Puissamment même parfois. Comment expliquer autrement l'écart souvent constaté entre l'effet thérapeutique prévisible d'après les strictes données de la pharmacologie, et l'effet observé dans la pratique quotidienne ? S'il n'y a jamais adéquation parfaite entre les résultats obtenus dans des conditions expérimentales sur l'animal ou le patient volontaire et ceux que les praticiens observent tous les jours dans leur cabinet, n'est-ce pas parce que dans le traitement interviennent d'autres facteurs, des facteurs davantage subjectifs, extrapharmacologiques pour tout dire, issus de la rencontre, heureuse ou non, de deux subjectivités, unies dans un commun combat contre la maladie ?

Ce quelque chose qui s'additionne ou se soustrait

à l'action pharmacologique « vraie » d'un médicament authentiquement actif a reçu le nom en médecine d'effet placebo. Tout traitement, quelle que soit la maladie, pourra être accompagné d'une part d'effet placebo, en plus ou en moins, en fonction du lien établi avec le médecin. Une thérapeutique contre la douleur, la fièvre, l'anxiété, l'insomnie, l'hypertension artérielle, le cancer même, verra son effet modifié en fonction du contexte émotionnel de la prescription. Les exceptions sont rares, peut-être au cours de certains comas profonds, dans certaines infections bien définies. Il a même été montré que l'effet placebo existe peu ou prou chez l'enfant et chez l'animal domestique. En somme, l'efficacité de tout traitement donné pour une indication correcte peut voir son efficacité augmentée lorsque la prescription se produit dans un cadre rassurant. L'existence et la puissance du phénomène ne font de doute pour personne de sensé et d'honnête, mais les explications scientifiques proposées sont encore aujourd'hui environnées de brume.

Si tout acte thérapeutique peut être modifié par l'effet placebo, dans des proportions parfois considérables, l'écart banal et fondamental qui sépare l'action prédictible d'un traitement et son effet réel est le plus souvent méprisé ou nié. Il n'est presque jamais cultivé consciemment en médecine officielle. Et c'est bien dommage. Dès lors, un certain nombre de questions se posent. Est-il tellement humiliant pour un médecin de reconnaître que son « bon » traitement physique ou chimique a agi, au moins en partie, pour des raisons psychosociologiques ? Est-il vraiment déshonorant pour un patient de réaliser que sa guérison n'est pas entièrement liée à l'action pharmacologique du médicament mais tient, aussi, à la confiance qu'il a dans son médecin ? C'est pourtant l'effet placebo qui représente ce petit plus qui prévient à tout jamais le médecin d'être un robot sophistiqué, distributeur automatique de traitements suradaptés. C'est pourtant l'effet placebo qui distingue l'homme du cobaye, lequel d'ailleurs ne lui échappe pas non plus!

Il ne s'agit pas ici, bien sûr, de plaider pour un retour à l'incantation, une régression vers une pseudo-sacralisation de la médecine. Il s'agit plus simplement de faire admettre que tout n'est pas quantifiable, que certains résultats échappent à la science, que les médecins et leurs malades ont, parfois, et Dieu merci, des comportements, des attitudes qui ne sont pas totalement dictés par la rigueur pharmacologique, mais davantage par l'espoir de réveiller les forces internes de guérison supposées gésir en chacun de nous. La médecine moderne peut-elle se prétendre authentiquement scientifique et parfaitement éthique dès lors qu'elle passe son temps à minimiser l'effet placebo, tout en enregistrant les résultats flatteurs de la thérapeutique?

Autrefois, la médecine acceptait ouvertement de s'appuyer sur un trépied fait de magie, la part divine, de psychologie, la part humaine et de soins somatiques, la part animale. Avec le temps, la magie, entièrement, et la psychologie, presque entièrement, ont disparu pour s'effacer devant un matérialisme réducteur issu d'un positivisme triomphant. La psychologie est revenue par la fenêtre de la psychanalyse, puis du comportementalisme. La magie semble avoir été laissée aux guérisseurs et aux charlatans. Apparemment, la médecine occidentale ne sacrifie plus qu'au dieu Science. Seuls une belle opération, un antibiotique précis sont dignes d'éloges. Que triomphent ailleurs des pratiques moins scientifiques! Cet ailleurs, là où justement la vraie médecine est encore balbutiante. On y parviendra bien un jour à distinguer ce qui est authentique de ce qui ne l'est pas!

Et pourtant! Que fait donc un médecin quand la

maladie n'a pas de traitement efficace ou qu'elle est si bénigne, si fonctionnelle, que point n'est besoin de bistouri, d'antibiotique ou de cortisone ? Quand, pris au piège des limites de sa science, il ne sait pas mais fait semblant de savoir ? Quand il se drape de mystère et prescrit illisiblement des drogues aux noms incantatoires, à l'efficacité non prouvée, révélant par là le rêve secret et bien peu scientifique qui l'habite, celui de nier la maladie et la mort ? Quand il bluffe et que ça marche ? Car ça marche ! Les fortifiants fortifient, les phlébotoniques tonifient les jambes, surtout celles des dames, les vasodilatateurs dilatent la mémoire. Un peu, pas très longtemps, juste assez pour ne pas perdre courage. Que celui qui n'a jamais prescrit – ou avalé – de magnésium, d'acides aminés, de préparations hépatotropes, d'eau minérale très pure, nous jette la première gélule.

Ce n'est donc pas le moindre des paradoxes que de voir la médecine moderne refuser d'exploiter comme il se doit la puissance de l'effet placebo, mais accepter de recourir à des pratiques dont l'efficacité scientifique est pour le moins douteuse, et consentir à prescrire des produits pharmacologiquement inertes, des placebos purs ou impurs. Pourquoi privilégier, dans le plus grand secret évidemment, le placebo par rapport à son effet ? Le choix peut surprendre. L'effet placebo est ce qui s'additionne ou se soustrait à l'effet pharmacologique d'un médicament actif ; le placebo est une substance inactive prescrite dans un contexte thérapeutique. Alors que les médecins devraient davantage compter sur le premier, c'est le second qu'ils semblent discrètement favoriser. Or est-il correct qu'ils profitent de la confiance de leurs patients et prescrivent en guise de médicament des produits totalement inactifs ? Est-il légitime de donner un produit pharmacologiquement inerte, à l'activité plus ou moins prouvée, en promettant qu'il sera efficace ? Ne devrait-on pas plutôt, au nom de la science et de la morale, proscrire un tel usage qui rapproche dangereusement le médecin du charlatan?

L'utilisation que la médecine d'aujourd'hui fait de l'illusion est sélective. Au fond, n'est-il pas temps de lever le mystère dans l'intérêt de tous, des patients en premier lieu, qui ont bien le droit de savoir ce qui se passe en coulisse, mais aussi des médecins qui, à vivre dans l'obscurité et le mensonge, risquent de perdre leur âme? L'étude du placebo et de son corollaire, l'effet placebo, permet cette indispensable mise à jour des fondements de la prescription et, plus largement, de la pratique médicale en Occident, en cette fin de XXe siècle.

1

L'affaire
du placebo

Si l'objet de cet ouvrage est de chercher à débusquer ce qui appartient à l'étonnant dans la pratique ou le comportement des médecins et des malades, s'il s'agit de mettre en lumière l'inattendu dans les résultats de traitements pourtant parfaitement orthodoxes, cela n'implique pas une attitude béate ou crédule, propre à gober sans discussion l'ensemble des phénomènes apparemment irrationnels en médecine. Le lecteur pourrait d'ailleurs à bon droit se demander non seulement si le phénomène placebo existe, mais si, de plus, son importance est telle qu'elle justifie tout un ouvrage. Les faits sont là.

BIZARRE, BIZARRE...

Lors d'une tournée de césariennes en Charolais, un vétérinaire m'expliquait que dans telle ferme, où l'ambiance était assez tendue du fait d'un certain nombre de problèmes (divorce, vente prochaine des biens), les césariennes se passaient mal depuis quelque temps. Les animaux que l'on opère normalement debout, sous anesthésie locale, s'agitaient, se blessaient parfois. La prescription à laquelle j'assistais fut pour le moins inhabituelle, puisqu'elle consista à installer une table à jeu dans l'étable et à demander aux garçons de ferme de « tranquillement taper le carton » au milieu des animaux, de façon à ce que les vaches retrouvent une certaine sérénité, si toutefois ce terme paraît approprié en matière bovine. Dans la ferme suivante, en revanche, pas de problèmes domestiques, les affaires marchaient bien, le couple était stable et harmonieux : les vaches ruminaient tranquillement pendant que l'on incisait leur utérus. Autre exemple tirée de la pratique vétérinaire : que fait un praticien si certaines génisses rétives refusent de donner leur lait lors des premières traites ? Il leur injecte de l'ocytocine, hormone qui déclenche l'expulsion du liquide. Au bout de deux ou trois injections, il suffit de légèrement piquer l'animal du bout de l'aiguille pour obtenir un résultat identique. De l'importance de la psychologie de l'environnement et du conditionnement chez les ruminants ?

Quittons la ferme pour la maison. Que constatons-nous ? Que les animaux domestiques se révèlent pareillement sensibles, une fois de plus par l'intermédiaire de leurs maîtres. Les vétérinaires, notamment en pratique canine, savent tous parfaitement que l'eczéma du chien est souvent amélioré par des médicaments vraiment anodins, à partir du moment où les propriétaires participent bien au traitement, sont rassurés et, du coup, changent d'attitude. Même chose pour le nourrisson, d'ailleurs. Lorsqu'un bébé pleure la nuit et ne dort pas, il est bien connu que le plus efficace est de prescrire un somnifère ou un tranquillisant aux parents. Ceux-ci, rassérénés, ne communiqueront plus leur angoisse à l'enfant qui pourra – enfin – dormir et les laisser dormir.

Les adultes bien portants n'échappent pas plus à l'emprise du placebo. Dès 1961, Pierre Pichot a étudié les effets du placebo chez des sujets sains, ne présentant donc, par définition, aucun symptôme. Un comprimé parfaitement inerte de lactose fut administré à des étudiants en médecine, sans aucun commentaire sur ses éventuels effets. Le lendemain, par l'intermédiaire d'un questionnaire, il leur fut demandé ce qu'ils avaient ressenti. Trois catégories de symptômes furent explorées : physiques, intellectuels et thymiques (humeur). Dans chacune de ces trois catégories, 15 à 25 % des sujets avaient bien noté un changement, la moitié dans le sens d'une amélioration, l'autre moitié d'une aggravation. Monsieur de La Palisse aurait conclu à tort que si ces sujets étaient bien portants, c'était donc qu'ils n'étaient pas malades, ni physiquement ni mentalement. C'est en fait le Docteur Knock qui avait raison : « Tout homme bien portant est un malade qui s'ignore. » Dans ces conditions particulières, un produit inerte peut arriver à provoquer un véritable tour de force : améliorer la santé de quelqu'un qui pourtant ne se plaignait de rien !

Toujours chez les sujets sains, une étude de Reed a mis en lumière l'importance de l'état d'esprit, en l'occurrence de l'amour-propre, dans le développement d'un effet placebo. Dans une première partie de l'expérience, deux sujets A et B étaient placés ensemble, dans une demi-obscurité où ils étaient supposés participer à « de mystérieuses expérimentations ». Monsieur A reçut cent gamma de LSD (drogue hallucinogène) *per os*, alors que Monsieur B reçut un placebo. Aucun des deux ne connaissait la nature de ce qu'il avait absorbé. Au cours des heures qui suivirent, les deux sujets présentèrent des signes de la lignée psychotique tout à fait caractéristiques de la drogue. On expliqua alors aux deux mêmes sujets ce qu'était une réaction psychotique sous placebo. Dans un deuxième temps, les rôles furent inversés, toujours sans que les patients soient avertis : Monsieur A reçut cette fois du placebo et Monsieur B cent gamma de

LSD. Aucun des deux ne présenta le moindre signe psychotique. Ne pas perdre la face devant l'autre, en faisant le clown sous placebo se révéla une motivation suffisante pour annihiler totalement l'effet d'une drogue aussi puissante que le LSD !

LE MYSTÉRIEUX EFFET PLACEBO

Dans un esprit de simplification délibérément caricaturale, il paraît correct de regrouper sous le nom d'effet placebo l'ensemble de ces résultats subsidiaires, qui viennent augmenter, parfois diminuer, l'effet normalement attendu du traitement et que l'on peut considérer comme extrapharmacologiques. Quoi qu'en pense la grande majorité du public et des médecins, ne sont pas seuls concernés les hystériques, les gens naïfs, les idiots, les sujets dits fonctionnels et autres malades imaginaires. L'effet placebo, c'est comme la caméra invisible de *Surprise sur prise*, nul ne peut prétendre y échapper.

L'anxiété, la dépression, le trouble panique, le syndrome prémenstruel, les douleurs cancéreuses, postopératoires, la migraine, le rhume des foins, la toux, le rhume, la tuberculose et même la croissance tumorale, toutes ces maladies ont d'ailleurs été étudiées du point de vue du placebo et de ses effets. L'efficacité moyenne du placebo se situerait en moyenne autour de 30 %.

Cette donnée statistique n'a en fait guère de signification, puisque l'effet du placebo varie en fonction de plusieurs facteurs : symptôme cible, présentation du placebo, personnalités du prescripteur et du malade, etc. De plus, cette discussion sur les chiffres dépend beaucoup de la conception que l'on a de l'effet du placebo. Du point de vue du pharmacologue qui tend par vocation à retenir essentiellement les données issues d'études bien contrôlées, et qui, autant que possible, cherche à isoler un seul paramètre, les chiffres, sans doute, seront sensiblement plus faibles, car ce qui sera étudié sera obtenu dans une situation totalement artificielle, où le sujet de l'expérience qui sait qu'un effet placebo est recherché aura tendance à le minimiser, toujours pour ne pas perdre la face, passer pour un hystérique ou un imbécile[1]. Du point de vue du clinicien qui prend en compte, de façon pragmatique, tout ce qui peut modifier l'action « normale » d'une drogue, en dehors des situations expérimentales, il est probable que l'effet placebo atteint facilement, voire dépasse largement ces chiffres.

L'effet placebo agit, bien entendu, sur les signes ressentis, mais il est également possible de le mesurer sur des paramètres objectifs, comme l'acidité gastrique, le diamètre pupillaire, le niveau de lipoprotéines, de globules blancs (éosinophiles, lymphocytes), d'électrolytes, de corticoïdes, de glucose, de cholestérol contenu le sang, ou encore la tension artérielle. Contrairement à une idée répandue, ce n'est pas parce qu'un signe est objectif et mesurable qu'il est inaccessible à une action psychologique. On sait, par exemple, que le taux de cholestérol, outre de nombreux facteurs

---

1. On pourra toujours rétorquer que le double aveugle est justement fait pour éliminer ce type de biais. Le double aveugle est en effet une technique expérimentale qui crée les conditions nécessaires à ce que ni le médecin ni le patient ne connaissent la nature de ce qui est prescrit : produit étudié, placebo ou produit de référence. L'objectif est non pas d'éliminer la part de subjectif ou l'effet placebo, mais de le rendre comparable dans les différents groupes étudiés. Le problème, c'est que l'effet placebo obtenu dans ces circonstances n'est en aucun cas superposable à celui qui est observé dans la pratique quotidienne. Un double aveugle ne peut être comparé qu'à un autre double aveugle et les résultats ne peuvent être extrapolés à une pratique normale. D'où la fréquente inadéquation entre les dossiers officiels déposés au ministère en vue d'obtenir une autorisation de mise sur le marché et les observations des praticiens. Malheureusement, ces derniers n'ont plus guère voix au chapitre.

génétiques, alimentaires et sociaux, peut varier en fonction de la position (couché ou debout) du patient, mais aussi du contexte émotionnel du prélèvement. Il est probable que de nombreux traitements hypo-cholestérolémiants pourraient être évités si la prise de sang était effectuée dans des conditions correctes, puisque le fait d'être étendu tranquillement depuis une demi-heure et de subir un prélèvement dans la position allongée peut faire chuter les chiffres jusqu'à 30 %.

Comme par hasard, ces 30 % d'influence émotionnelle représentent justement le score moyen d'efficacité du placebo. On peut facilement imaginer les conclusions de l'étude ouverte d'un hypocholestérolémiant X : au début, les patients qui ne sont pas habitués aux conditions de la prise de sang et à l'infirmière attendent anxieusement, et debout, le coup de sonnette. Au fur et à mesure que l'étude avance, des liens plus chaleureux se créent, et les mêmes patients attendent désormais tranquillement, donc le plus souvent assis ou même couché, leur visiteuse. Sont ainsi réunies toutes les conditions propres à faire baisser le taux de cholestérol des sujets, sans que le médicament y soit pour rien. Mais à vrai dire que ferait une telle étude sinon confirmer d'anciennes observations? De très anciennes observations...

De découverte en découverte

Dans l'évangile selon saint Jean, Jésus-Christ rencontre un aveugle-né. Pour lui qui, d'habitude, guérissait, ressuscitait même, par simple imposition des mains ou par invocation, cet épisode n'aurait dû être que routine, d'autant plus qu'il s'était fait une vraie réputation en ophtalmologie, peut-être plus encore qu'en dermatologie. Jugeant probablement l'affection plus grave, car congénitale, il utilise pour la

circonstance une technique quelque peu différente :
« Cela dit, il cracha à terre, fit de la boue avec sa
salive, en enduisit les yeux de l'aveugle et lui dit : " Va
te laver les yeux à la piscine de Siloé... " » L'aveugle
s'en va, il se lave : lorsqu'il revient, il voit clair.

Ailleurs, dans l'évangile selon saint Marc, le Christ
a encore une fois besoin d'un support matériel. Il
crache sur les yeux d'un aveugle avant de lui imposer
les mains. Toutefois, il est obligé de s'y prendre à deux
reprises. Apparemment, la première tentative donnait
un résultat insuffisant : « Il lui demandait : " Vois-tu
quelque chose ? " Et l'autre qui commençait à voir, de
répondre : " Je vois les gens, c'est comme si c'étaient
des arbres que je vois marcher. " Après cela, il mit de
nouveau ses mains sur les yeux de l'aveugle et celui-ci
vit clair et fut guéri. » Même Dieu peut s'y reprendre à
deux fois !

On peut bien entendu attribuer cette naïveté à
l'âge encore tendre de Jean[1] qui pouvait bien avoir
besoin d'un médium pour concrétiser les pouvoirs
thaumaturgiques du Christ. Il était probablement
nécessaire de souligner l'exploit représenté par la guérison d'une cécité congénitale en rendant la procédure
de soin plus compliquée que d'habitude. Mais comme
la notion de comprimé était inconnue à l'époque, c'est
un placebo d'emplâtre que Jésus doit utiliser et étaler
consciencieusement sur les yeux du patient. Il reste
toutefois étrange que Dieu Lui-même ait besoin de
recourir à de tels artifices ! Il faut croire qu'à cette
époque déjà l'humanité avait besoin d'un médiateur
entre la main du Thérapeute et la maladie traitée. De
nos jours, ce médiateur est généralement matérialisé
par le médicament, lui-même résultat de l'addition
d'une molécule pharmacologiquement active et d'une
subtile substance, mystérieuse et indosable, l'effet
placebo.

---

1. En tant que témoin et non, bien sûr, en tant qu'écrivain.

Mais que les choses soient claires. En matière de médicament, la médecine a utilisé et prescrit exclusivement, ou presque, des placebos pendant de nombreux millénaires. Que l'on examine les impressionnantes pharmacopées antiques ou que l'on se tourne vers les apothicaireries du Moyen Âge ou de la Renaissance, l'ensemble des produits mentionnés contient soit des substances totalement inactives, soit des médicaments actifs utilisés sans indication spécifique, c'est-à-dire, au petit bonheur la chance. Un exemple? Dans l'Égypte ancienne, le papyrus de Georg Ebers qui date du XVIᵉ siècle avant Jésus-Christ et, avant lui, en Mésopotamie, le code de Hammourabi donnent des listes interminables de plusieurs centaines de substances médicales ainsi que leurs indications, parmi lesquelles seuls l'opium et peut-être l'aspirine[1] ont traversé les siècles. On se prend à rêver devant l'énumération de substances étranges dont l'exotisme le dispute à la puissance évocatrice de fragrances orientales : sang de lézard, excréments de crocodile, chair de vipères, dents de cochons, liquide spermatique de grenouille, sabots d'âne, viandes pourries, etc. Toutes ces substances paraissent bien répugnantes, et l'on se demande comment les antiques patients ont pu absorber aveuglément, et sans dégoût, de tels composés. Et survivre[2]!

En Europe, il faudra en fait attendre 1638 pour que Madame de Chinchon introduise le quinquina,

---

1. L'écorce de saule aurait été utilisée en Égypte comme antithermique et antalgique.

2. Aujourd'hui encore, lorsque l'on s'amuse à traduire en français certaines dénominations homéopathiques, on reste étonné. *Mustela fœtida ?* Glande anale de putois. *Periplaneta americana ?* Blatte d'Amérique. *Pulex felis ?* Puce de chat. *Pediculus capitis ?* Pou de tête. *Lumbricus terrestris ?* Ver de terre. Ramsès II le Grand et ses médecins doivent s'en retourner dans leurs bandelettes, car eux n'avaient pas songé à créer une Sécurité sociale pour rembourser à 65 % ce genre de remèdes!

première substance ayant une activité thérapeutique revendiquée. La bonne comtesse se doutait-elle qu'elle tournait la page de plusieurs millénaires d'histoire de la médecine ? Mine de rien, elle venait d'inventer le concept de médicament. Mais au fond, les choses ont-elles à ce point changé depuis ? La frontière est-elle à ce point nette aujourd'hui ? Si autrefois le placebo était utilisé comme médicament, de nos jours ce sont les médicaments eux-mêmes qui servent de placebos.

Où le vrai devient faux...

Selon certains mauvais esprits, les placebos impurs représentent peut-être plus de la moitié du dictionnaire Vidal[1] ! On peut soupçonner un médicament d'action placebo chaque fois qu'il n'a pas prouvé son efficacité, ou bien chaque fois – et c'est souvent le cas – qu'il est prescrit en dehors de l'indication pour laquelle il a été correctement étudié et a prouvé son efficacité, même si parfois, comme dans le cas de l'aspirine, on a des surprises et que l'on trouve effectivement des vertus inattendues. Prenons l'exemple du magnésium et observons comment un fabricant va tenter de prouver qu'une substance efficace dans une indication rare est utilisable dans une autre indication fréquente.

Ce métal est utilisé avec succès dans certains troubles du rythme cardiaque, notamment en intraveineux. De plus, sa prescription peut être considérée comme raisonnable et justifiée chaque fois qu'une carence magnésienne est probable du fait d'une cause patente. L'insuffisance en magnésium peut être primitive ou secondaire à une carence d'apport (dénutrition, alcoolisme), d'absorption (diarrhées chroniques, fistules digestives, hypoparathyroïdie) ou à une

---

1. Dictionnaire des médicaments.

augmentation de la fuite urinaire (traitements diurétiques au long cours, maladies uro-néphrologiques). Les symptômes de carence magnésienne sont relativement variés : tremblements, faiblesse musculaire, tétanie, ataxie, hyperexcitabilité neuromusculaire, troubles psychiques (insomnie, nervosité), troubles du rythme cardiaque (extrasystoles, tachycardie), troubles digestifs (diarrhée, etc.).

Or il se trouve que beaucoup de ces symptômes sont retrouvés dans ce que l'on pourrait appeler les troubles névrotiques mineurs : anxiété, spasmophilie, asthénie, état de stress, etc. Conclusion apparemment logique : ces symptômes dits névrotiques sont « sûrement » liés à un déficit discret en magnésium, ce qui est nettement plus satisfaisant pour les honnêtes gens que toutes ces dégoûtantes élucubrations scato-sexologiques à la mode de Freud ! Nous avons d'ailleurs eu droit dans un article anonyme du *Quotidien du médecin* à une magnifique démonstration jargono-scientifique qui concluait, ni plus ni moins, sur la nécessaire administration d'un sel de magnésium à action centrale dans certaines formes d'anxiété. À l'évident bluff scientifique à l'usage de médecins, pour la plupart peu habitués au langage biologique, se joignait la juxtaposition de plusieurs séries de phénomènes. Reprenons le texte.

D'un côté, le magnésium supprime certains signes liés à la carence magnésienne. De l'autre côté, certains de ces signes sont apparemment les mêmes que ceux retrouvés dans l'angoisse. Donc le magnésium traite les signes fonctionnels de l'angoisse. D'ailleurs, c'est bien normal, puisque le magnésium bloque le récepteur excitateur situé dans l'hippocampe, centre bien connu des émotions. C'est l'usage de ce terme d'excitateur qui pose en fait un problème, car exciter des neurones dans le sens utilisé par les biologistes n'a pas grand-chose à voir avec exciter un individu dans le sens habituel. Une confusion sémantique est ici créée.

L'article poursuivait en appelant à la rescousse les technologies les plus avancées. L'administration simultanée d'un sel de magnésium dans le test dit des quatre plaques chez la souris [1] permettait de diminuer la dose de Diazepam de 66 % par rapport au Diazepam seul, nom savant du Valium. Enfin venait l'EEG quantifié, *nec plus ultra* de la science : « Ce test mesure l'effet anxiolytique d'une molécule par augmentation des ondes électriques β2. » Une figure était jointe à l'article et montrait que ces ondes étaient plus élevées lorsque le Valium était associé au magnésium, mais elle ne fournissait aucun chiffre, aucune significativité. Soit dit d'ailleurs en passant, ces fameuses ondes β2 sont observées en cas d'administration des molécules à action tranquillisante, ce qui est sensiblement différent [2].

On pouvait penser que la conclusion logique serait : le magnésium facilite l'action du Valium. Que nenni ! « Il semble légitime de penser que l'administration de magnésium, dont l'effet stabilisateur sur l'excitabilité neuronale a été démontré, puisse atténuer, sinon prévenir, les manifestations liées à ces phénomènes et à leurs conséquences cliniques. » Le magnésium augmente l'action pharmacologique du Valium chez la souris et sur l'EEG quantifié, donc, il atténue l'angoisse. La logique est bien malmenée de nos jours.

Le fait que le magnésium soit très probablement

---

1. Test de laboratoire destiné à évaluer la réactivité de l'animal à la douleur. Le fond de la cage est constitué de quatre plaques que l'on fait chauffer alternativement et suffisamment fort pour que le malheureux rongeur passe rapidement de l'une à l'autre.

2. En fait, les ondes β2 sont observées lorsqu'on injecte des molécules à action tranquillisante, ce qui constitue un effet pharmacologique et non pas clinique. En effet, ce n'est pas parce que généralement les substances anxiolytiques induisent une onde particulière, ici la β2, que toutes les substances produisant la même onde seront forcément anxiolytiques.

efficace dans des affections relativement précises mais tout à fait rares, dont certains symptômes sont également retrouvés dans les névroses, plus floues mais tellement plus répandues, amène, grâce à un raccourci que, selon la formule consacrée, nous qualifierons d'audacieux, à le proposer dans les troubles névrotiques, surtout si ceux-ci s'accompagnent de palpitations, de tremblements, de crampes, d'insomnie et de nervosité. Le tour est joué. Par un glissement métonymique (efficace, lui !), l'effet probable d'un traitement dans une pathologie rare est transposé à un symptôme apparemment semblable, appartenant à une pathologie autre mais plus fréquente.

Si l'on voulait vraiment être logique, il faudrait d'abord prouver la carence magnésienne dans toutes ces manifestations névrotiques. Les auteurs de l'article ont pensé à cette objection et expliquent très justement que les analyses biologiques semblent vouées à l'échec car la magnésémie[1] n'apporte pas beaucoup de renseignements à cet égard. Le magnésium extracellulaire ne représente qu'une infime partie du capital magnésique (environ 1 %) ; le magnésium érythrocytaire (des globules rouges) est sujet à de nombreuses variations physiologiques (sexe, âge, horaire, maturité du globule rouge, etc.) de même que son élimination urinaire. Il est donc clair que dans la pratique courante, le déficit ne peut être infirmé ou confirmé quantitativement avec certitude.

Le lecteur sensé estimera probablement que s'il n'est pas possible de prouver la carence magnésienne dans les états de *stress* et d'anxiété, ce n'est finalement pas très important : seule l'efficacité clinique compte. Après tout, de nombreux traitements, comme l'aspirine, ont marché et marchent encore bien sans que l'on sache vraiment pourquoi et comment. Il suffirait donc d'un essai thérapeutique bien conduit et

---

1. Taux de magnésium dans le plasma sanguin.

rigoureux pour apporter enfin la preuve clinique et thérapeutique de l'efficacité du magnésium.

Une étude *ouverte* réalisée chez 2 316 sujets traités en ville par des psychiatres a donc été mise en place, de manière à prouver que le magnésium prescrit à des patients anxieux permet une diminution des posologies, voire même un sevrage complet de traitements prolongés par tranquillisants (benzodiazépines). Il est évident que cette étude ne prouve rien du tout. Il est en effet bien connu que chaque fois que l'on prend la peine de proposer un protocole clinique à un patient anxieux, cela signifie une augmentation de la durée et de la fréquence des consultations, une attention rapprochée du médecin, donc une meilleure prise en charge psychologique et la création d'un effet placebo majeur. Est-il, dès lors, correct d'intituler l'article : « Une alternative aux benzodiazépines » ? Pourquoi le fabricant qui clame haut et fort sa conviction dans l'efficacité anxiolytique du magnésium n'a-t-il pas, tout simplement, mis en place une étude comparant, en double aveugle, l'évolution de l'anxiété sous magnésium, sous benzodiazépines et sous placebo ? Comment d'ailleurs déduit-on de ce que le magnésium facilite ou augmente l'action du Valium, qu'il en facilite l'arrêt complet ? N'y a-t-il pas là une incohérence ?

Pourtant, je le confesse, comme beaucoup de médecins, je prescris du magnésium. Mes patients et même mes proches en sont généralement satisfaits. Cliniquement, j'ai même l'impression que dans certains cas d'anxiété, de tics, de contractures musculaires, les résultats sont remarquables et la rechute quasi immédiate, si le traitement est interrompu. Et si je suis vraiment honnête avec moi-même, je dois bien avouer que je ne désire pas vraiment savoir s'il s'agit d'un effet pharmacologique ou placebo. Le fait de conserver un doute, de pouvoir penser que parfois l'effet est véritablement pharmacologique, me permet de garder la conviction nécessaire pour continuer de prescrire, sans états d'âme excessifs, un médicament à efficacité non prouvée. Cette position peu scientifique, mais relativement confortable, n'est évidemment défendable qu'en raison de la non-toxicité du magnésium.

Le dictionnaire Vidal, véritable guide Michelin des médicaments, est toujours d'une grande prudence. Il a prévu toute une panoplie de mentions plus ou moins transparentes pour qualifier le degré de certitude concernant l'efficacité des différentes spécialités. L'expression « indiqué dans » signifie que l'activité est prouvée ; « proposé dans » veut dire que les spécialités possèdent une ou plusieurs propriétés pharmacologiques reconnues et qu'en raison de leur ancienneté, les indications thérapeutiques n'ont pu être mises en évidence par des essais cliniques, tels qu'ils sont prévus dans l'arrêté du 16 décembre 1975. Mieux encore, le Vidal utilise la mention « utilisé dans » qui signifie : « en l'absence d'activité spécifique actuellement démontrée, lorsqu'il s'agit de spécialités dont, dans l'état actuel des connaissances, l'activité reste à établir, bien que leur utilisation corresponde à des habitudes de prescription ou d'automédication. » On ne saurait mieux dire ! Enfin, malgré sa discrétion, l'étoile est absolument capitale, car selon que la monographie a été approuvée ou non par le ministère de la Santé, les médicaments en sont éventuellement précédés.

En clair, tout cela signifie par exemple que si le fabricant a fait l'effort de soumettre son texte au ministère, il devra se plier à la terminologie en vigueur : « indiqué dans », « proposé dans » ou « utilisé dans ». S'il n'a pas révisé sa monographie, il pourra mettre pratiquement ce qu'il voudra. Par exemple, pour en revenir encore une fois au magnésium, certaines spécialités non étoilées affirment sans vergogne : « manifestations névrotiques de la carence magnésienne : psychiques, musculaires... » alors que les spécialités étoilées mentionnent plus sobrement : « proposé dans les carences magnésiennes avérées » et « utilisé, en l'absence d'activité spécifique actuellement démontrée, dans le traitement des manifestations fonctionnelles des crises d'anxiété avec hyperventilation » (Magnésium glycocolle Lafarge). Qui croire ?

Et le faux devient vrai ?

À côté des placebos impurs, il existe une autre famille de produits totalement inertes, mais étrangement puissants. Ce sont les placebos purs. Le placebo pur est un pur mensonge, un ectoplasme de pharmacie, une apparence de médicament, un simulacre de comprimé. Généralement, à l'image du caméléon, il reproduit les caractéristiques du *leader* de la classe thérapeutique qu'il vise à imiter. Telle pharmacie d'hôpital, pour dispenser des placebos d'anxiolytiques, fabriquera des comprimés à base de lactose qui auront la taille et la couleur – bleu – de l'un des plus anciens tranquillisants de la pharmacopée. Un nom, sonnant à peu près comme celui du dit tranquillisant – Equanime, par exemple – lui sera attribué, comme s'il existait, dans l'esprit non pas seulement des anxieux, mais surtout de leurs prescripteurs, une véritable imprégnation par le chef de file – historique ou commercial – d'une classe thérapeutique.

Pour des raisons essentiellement pratiques, et à quelques rares exceptions près, le placebo pur n'est pratiquement jamais prescrit en médecine praticienne. Il est, en effet, interdit à un médecin d'ordonner ou même de conseiller à un malade d'aller dans telle pharmacie, avec laquelle il aurait fallu qu'il convienne au préalable d'un nom code pour le placebo qui serait ensuite fabriqué et dispensé à l'insu du client. Ou alors il faudrait que le médecin imagine une préparation magistrale ne comprenant que des produits inertes pharmacologiquement, avec le risque que le malade qui n'est pas forcément toujours totalement idiot, ne décrypte la formule et ne réalise la supercherie.

C'est peut-être la surinformation du public à travers la vulgarisation de la médecine par les mass media qui explique la retenue actuelle de la médecine vis-à-vis des placebos. Jusqu'au début de ce siècle, les apothicaires n'hésitaient pas à exposer des pots à pharmacie portant fièrement la mention *Mica panis*[1] dont le caractère latiniste était supposé garantir l'exclusivité aux seuls initiés. À l'heure actuelle, l'homéopathie est la seule à oser mettre sur le marché un placebo officiel, le *saccharum lactis*, comme si pour ses adeptes, le fait de fabriquer et éventuellement de prescrire un placebo « officiel » éliminait le risque de passer globalement pour une médecine purement placebothérapique. Nous ignorons combien de granules de *saccharum lactis* sont vendues par an. Apparemment les laboratoires Boiron eux-mêmes ont quelque difficulté à évaluer ce chiffre : la « consommation faible ne justifie pas de séries de fabrication importantes ; la quantité globale pour une année reste limitée à quelques centaines de tubes et doses par an[2]. »Le produit serait simplement « prescrit de façon locale en préparation magistrale ». Apparemment, même en homéopathie, les placebos purs sont officiellement passés de mode.

De fait, en dehors de l'hôpital où la complicité et la discrétion du pharmacien lui sont acquises, le

---

1. En français, « mie de pain ».
2. Ces chiffres et informations nous ont été aimablement fournis par M. Baume des laboratoires Boiron, que nous remercions tout particulièrement.

médecin praticien aurait bien tort de se lancer dans des opérations compliquées ou douteuses de prescriptions de placebos purs, au risque de se mettre à dos une partie de sa clientèle, alors qu'il dispose d'une quantité quasi illimitée de placebos impurs, dotés de beaux noms ésotériques : vitamines, oligo-éléments, acides aminés, fortifiants, toniques veineux, médicaments de la mémoire, de la circulation, etc.

Il existe pourtant deux domaines où les médecins peuvent ne rien prescrire ou plutôt prescrire rien, sans encourir les foudres de leurs patients et dans un contexte thérapeutique officialisé par un remboursement par la Sécurité sociale. Le premier, bien connu, est l'homéopathie, du moins en ce qui concerne les hautes dilutions. La loi d'Avogadro permet de savoir que dans ce type de préparation, il n'existe statistiquement plus aucune chance qu'il y ait une seule molécule du produit prescrit dans la préparation absorbée. La substance délivrée n'est plus qu'un souvenir de molécule, une abstraction de médicament, un symbole, une idée, un fantasme, donc, par définition et jusqu'à preuve du contraire, un pur placebo.

L'autre domaine est l'eau minérale et son exploitation par le thermalisme. Il est extraordinaire, quand on prend la peine d'y réfléchir un moment, de constater l'énormité des capitaux investis autour d'une substance thérapeutique – l'eau – qui n'est en général utilisée que comme un simple solvant. Seule Lourdes et ses marchands du temple font encore mieux dans le miracle qui consiste à transformer l'eau en liquidités ! Rien ni personne n'a jamais apporté l'ombre du début d'un commencement de preuve que l'eau de telle ou telle source thermale avait la moindre supériorité thérapeutique par rapport à l'eau du robinet. Pourtant, de puissants groupes financiers, assurances, banques, ont entretenu, depuis des siècles, de luxueux centres thermaux, entourés de somptueux palaces, casinos, théâtres ou parcs. Certaines sources ont même construit des usines d'embouteillage pour un produit dont, comble d'ironie, les publicistes vantent généralement la pureté. Achetez – assez cher, merci ! – une bouteille d'eau qui ne contient rigoureusement rien ! Buvez un produit qui sera – c'est promis – vite... éliminé.

Et pourtant, il est clair que le thermalisme est efficace dans de nombreuses affections généralement fonctionnelles, mais aussi parfois organiques. Mais il est non moins évident que ce qui est prescrit n'est autre que le dépaysement, le changement de vie sociale et de quotidien, des rythmes différents, un peu de plaisir et de luxe, un régime plus sain. Pour prendre l'exemple des stations thermales autrefois vouées au traitement des maladies hépato-coliques des habitants des colonies, civils ou militaires, le simple fait de passer un mois par an, à remplacer le whisky par de l'eau, le piment par la laitue, la redoutable amibe par l'innocent germe bien de chez nous, l'orgie coloniale par le repos provincial, ne pouvait qu'être favorable à des colons – sans jeu de mots – épuisés.

Comment imaginer que de telles mesures hygiéno-diététiques puissent ne pas être efficaces ? Pour les affections rénales, notamment les calculs, le thermalisme est certainement très utile et l'absorption quotidienne de grandes quantités d'eau faiblement calcaire ne peut que rincer les uretères ! Quant aux rhumatismes, les choses sont plus claires et nulle vertu particulière n'est généralement revendiquée par ces eaux-là. Seuls le savoir-faire des kinésithérapeutes, l'environnement aquatique, les bains de boue, le réchauffement en bain turc, les massages en piscine sont ici source de bien-être. Qu'importe le liquide, pourvu qu'on ait l'adresse !

Il est remarquable que la France, généralement

assez bien considérée du point de vue de son organisation sanitaire et de l'efficacité de sa médecine, soit le *leader* mondial des deux techniques qui reposent le plus ouvertement sur la prescription de médicaments sans principes actifs et sur une recherche active d'effet placebo. Il s'agit de deux méthodes où ce n'est pas tant le fond de ce que l'on prescrit qui compte, mais la forme, l'environnement thérapeutique, la rupture avec le quotidien de la médecine pour l'homéopathie, de la vie pour le thermalisme. Homéopathie et thermalisme sont remboursés par la Sécurité sociale, et c'est finalement bien normal, car il est probable que ces deux méthodes écologiques, saines et physiologiques évitent non seulement de nombreux accidents iatrogènes[1], mais permettent, dans une certaine mesure, de responsabiliser les patients, en leur évitant, autant que possible, le muselage psychotropique si justement dénoncé par Édouard Zarifian.

PLEIN FEU SUR LES CIBLES

Constatant que le placebo, médicament par principe dénué de toute toxicité, guérit ou allège, régulièrement, un quart à la moitié des cas, des symptômes comme la douleur ou l'insomnie, certains laboratoires pharmaceutiques se sont sérieusement posés la question de la commercialisation d'un placebo légal d'antalgique ou de somnifère. La douleur et l'insomnie comptent en effet parmi les plus fréquents des symptômes dits fonctionnels et sont sans aucun doute les plus accessibles à l'effet du placebo. L'avantage d'une telle commercialisation serait un très faible coût de développement : pas de toxicologie, ni de tératologie, d'études animales et cliniques. L'inconvénient

---

1. *Iatros* signifiant médecin en grec, une maladie iatrogène est une maladie due au médecin.

majeur, c'est qu'à coup sûr, le secret serait vite éventé et que le public refuserait forcément de se voir prescrire sciemment un tel attrape-nigaud. Sans parler des réactions prévisibles de la presse !

Docteur, j'ai mal

La douleur, qu'elle soit d'origine fonctionnelle ou organique, répond bien au placebo : rhumatismes dégénératifs, claudication intermittente dans l'artérite, dysménorrhée, cancer, etc. Beecher, dans un travail d'analyse à partir de quinze articles concernant 1 082 patients présentant des douleurs extrêmement variées en termes de causes et de localisations, a montré que le placebo, qu'il s'agisse d'injection de solution saline ou de comprimé de lactose, est efficace en moyenne dans 35,2 % des cas [1]. Dans la douleur postopératoire, si l'on compare le placebo à la morphine, le premier est efficace dans 40 % des cas et la seconde dans 72 %, ce qui ne représente pas une différence tellement considérable. À noter que tous ceux qui ont été améliorés par le placebo l'ont été également par la morphine, ce qui semble suggérer dans cette indication une base biologique pour l'effet placebo et éventuellement un mécanisme d'action endomorphinique pour le placebo antalgique. Le plus intéressant réside peut-être dans la faible déviation standard de toutes ces résultats, ce qui pourrait effectivement refléter une bonne homogénéité des réponses et faire évoquer un mécanisme universel du placebo antidouleur.

Cependant, cette hypothèse ne semble valable qu'en ce qui concerne la douleur pathologique, car la

---

1. Le même Beecher trouve des chiffres comparables en ce qui concerne la toux, le mal de mer et l'anxiété. Il affirme par ailleurs que l'effet placebo augmente avec le *stress* et que, par conséquent, la chirurgie agit (aussi) en tant que placebo !

douleur expérimentale, provoquée chez des volontaires sains, semble nettement moins accessible au placebo qui, dans ce cas, n'est efficace que dans 3,2 % des cas. Est-ce réellement la douleur ou ne serait-ce pas plutôt la souffrance qui est adoucie par le placebo antalgique ? Le stress d'une douleur expérimentale que l'on sait cantonnée dans des limites précises et que l'on est assuré de pouvoir interrompre à tout moment, sur simple demande, n'a rien à voir avec le stress d'une douleur « naturelle », incontrôlable. Il est possible qu'une partie de l'action antalgique du placebo passe par un effet « antistress », ce qui expliquerait qu'il marche mieux dans la douleur « maladie », difficile à contrôler ou stopper et qu'il soit peu efficace dans la douleur déclenchée, donc facile à interrompre sur commande.

Le traitement de la douleur de l'angine de poitrine * a été particulièrement étudié, et ceci dès 1933 par Evans. Dans cette belle étude, treize traitements différents, allant du nitrite de sodium au chloral, en passant par la morphine, la belladone, ou la digitale, ont été comparés à un placebo administré au cours d'une période préalable. Aucun produit ne s'est révélé meilleur que le placebo, à l'exception du chloral, de la phénacétine, de la morphine et de la papavérine pour lesquels subsistait... un léger doute. Bien entendu, des biais existent puisque l'étude n'a pas été menée en double aveugle. Cependant, fait aussi significatif que fâcheux pour lesdits médicaments, aucun des malades n'a demandé à poursuivre le traitement à la fin de l'essai. On peut imaginer à quel point cette étude, qui a duré deux ans et demi, a dû être troublante, aussi bien pour ses auteurs que pour la communauté médicale de l'époque.

Quatre ans plus tard, Gold et quelques confrères

---

* Pour les lecteurs intéressés, se reporter au remarquable mémoire de Cacot.

publient un nouvel essai concernant cette fois les xanthines introduites en 1895. Jusque lors, les observations cliniques aussi ouvertes qu'enthousiastes revendiquaient jusqu'à 80 % de résultats favorables. Là encore, le couperet méthodologique tombe. Inexorable. Xanthines et placebo ont la même efficacité. *Exit* la classe des xanthines. Dès lors, les publications concernant le traitement médicamenteux s'accumulent selon le même scénario. Les essais sur l'angor se succèdent. En vain. En 1946, une conférence se tient à New York, sous l'égide de l'université Cornell. Elle condamne sans appel, l' « illusion pharmacologique » qui risque de décevoir deux personnes, le patient et son médecin. Citant alors la pharmacopée de son hôpital, Gold considère que sur les cent soixante médicaments considérés comme indispensables, un tiers au moins sont parfaitement inactifs. Bien entendu, cette « chasse aux sorcières » visant les médicaments inutiles dans le cas de l'angor ne pouvait laisser tout le monde indifférent. La résistance s'organisa.

En 1942, Elek et Katz comparent l'effet de la papavérine et du placebo sur dix-sept patients souffrant de ce mal. Ils concluent sans vergogne que la papavérine est un excellent traitement, mais sans rapporter le moindre résultat chiffré. Il est vrai que ces mêmes auteurs s'étaient auparavant convaincus de l'efficacité de cette molécule en l'étudiant chez le chien et en avaient tiré profit pour critiquer l'essai de Evans qui, selon eux, avait « utilisé la papavérine à des posologies trop faibles ». En 1949, Anrep et quelques confrères publient un autre essai comparant la khelline au placebo. Là non plus, pas de résultats chiffrés, mais l'efficacité de la drogue est proclamée. L'introduction contient cette remarque touchante de naïveté : l'un des chercheurs a lui-même été guéri trois ans plus tôt par la khelline ! C'est ensuite le tour de l'héparine.

Graham et son équipe affirment l'efficacité de cet anti-coagulant : cinquante-cinq des cinquante-neuf sujets ont été guéris pendant plusieurs jours par une seule injection d'héparine, les injections de sérum salé placebo ne leur ont rien fait ! Le placebo est ici utilisé pour tenter de prouver que ces mêmes sujets sont insensibles à une suggestion, mais il n'est question ni de double aveugle ni même de comparaison statistique. Engelberg, autre chercheur travaillant sur l'héparine, utilise le placebo, mais seulement pour éliminer les sujets placebosensibles : aucune comparaison n'est faite. La conviction a la vie dure chez les chercheurs et peut décidément leur jouer bien des tours.

La simple confrontation de quelques chiffres suffit d'ailleurs à illustrer les effets de l'enthousiasme chez les chercheurs. En 1895, certains produits utilisés dans le traitement de l'angor obtenaient jusqu'à 80 % de succès. On s'est depuis aperçu qu'il s'agissait de purs placebos. En 1969, une étude réalisée par Amsterdam a montré que dans 25 % des cas, la douleur angineuse était autant améliorée par le placebo que par le propanolol, produit pourtant très efficace, mais que ceci était vrai uniquement chez les sujets n'ayant pas de lésion athéromateuse objectivable à la corona-rographie ; parmi les patients ayant une lésion bien documentée, l'effet placebo ne concernait plus que 4 % des sujets. Le scepticisme a décidément des effets bien ravageurs ! Il a pourtant parfois des effets salva-teurs, comme en témoigne l'histoire de la ligature bila-térale de l'artère mammaire interne.

Cette technique chirurgicale italienne et astucieuse reposait sur une idée simple. L'angor est généralement lié à une insuffisance de circulation sanguine dans les artères coronaires. Le principe préconisé était de liga-turer l'artère mammaire interne, ce qui ne devait pas manquer de provoquer, dans un deuxième temps, une circulation de suppléance en amont de la ligature et, donc, d'augmenter l'apport de sang coronarien. Cette intervention suscita un grand enthousiasme chez les chirurgiens, les journalistes du *Reader's Digest* et, par conséquent, chez les malades. Quelques voix discordantes se firent pourtant vite entendre dans ce concert de louanges et finirent par produire une belle cacophonie. Une équipe de chirurgiens décida alors de mettre en œuvre une méthodologie originale et audacieuse, du moins sur le plan éthique. Dix-sept patients angineux furent anesthésiés ; la moitié d'entre eux eut droit à une véritable ligature alors que les autres n'eurent droit qu'à une incision superficielle, une suture et une belle cicatrice. Il s'agissait donc de chirurgie placebo. Pour être certain de la neutralité du chirurgien, celui-ci ne savait qu'au dernier moment, une fois le patient anesthésié, s'il devait opérer ou faire semblant. L'amélioration clinique et la consommation de trinitrine destinée à calmer la douleur furent parfaitement comparables dans les deux groupes de patients. Bien mieux, le seul patient qui fut amélioré sur le plan électrocardiographique avait subi une chirurgie placebo ! Ce résultat, confirmé par Dimond, sonna définitivement le glas de cette technique chirurgicale. Fort heureusement ! car elle n'était pas dénuée de danger. Même si l'on peut discuter les aspects éthiques de cette étude du point de vue des malades ayant subi une opération placebo sans qu'ait été recueilli préalablement leur consentement, elle sauva certainement un grand nombre de patients qui, autrement, seraient tombés au champ d'honneur de la chirurgie italienne.

Docteur, je ne dors plus

Chacun connaît l'histoire du sujet insomniaque qui s'endort, passe une excellente nuit et s'aperçoit le lendemain qu'il a oublié son comprimé sur la table de nuit. Dans une étude que nous avons réalisée en 1989, l'efficacité sur l'insomnie d'une tisane placebo était comparée, en double aveugle, à celle d'une tisane contenant des plantes réputées efficaces dans les troubles du sommeil. On imagine aisément les difficultés qu'il y eut à synthétiser une tisane inactive ayant à peu près le même goût, la même odeur et la même couleur que la tisane de référence !

Tous les matins, les sujets devaient remplir un questionnaire de sommeil et toutes les deux semaines, les médecins investigateurs devaient donner leur avis. Dans les deux groupes, que les patients insomniaques soient sous tisane placebo ou sous tisane active, l'amélioration fut très nette et se confirma tout au long du mois de l'étude. Mais les scores recueillis par les médecins ne permirent pas de trouver une différence significative d'un point de vue statistique entre les deux groupes de traitement alors que les notes d'appréciation de leur nuit (de 0 à 10) portées par les patients donnèrent l'avantage à la tisane « active ».

La discordance entre les deux types d'appréciations (auto et hétéro-questionnaires) est selon toute probabilité essentiellement liée au caractère instable du symptôme insomnie. Le recueil quotidien et matinal des « notes de la nuit » portées par les malades permettait, en quelque sorte, d'avoir le film continu du sommeil tout au long du mois qu'a duré l'étude et de gommer statistiquement l'effet des menus événements de la vie qui interfèrent sur la qualité des nuits de certains sujets sensibles. À l'opposé, l'appréciation clinique bihebdomadaire effectuée par les médecins s'est trouvée fortement influencée par la procédure de recueil elle-même.

Il est facile d'imaginer que lorsqu'il voulait, plus ou moins inconsciemment, faire plaisir au bon docteur qui se donnait tant de peine pour le soigner, le malade dormait particulièrement bien la veille de la consultation, juste pour apporter en manière de cadeau un bon score de sommeil. À l'inverse, si la relation était tendue ou le malade réticent, pas convaincu ou pas vraiment d'accord avec le principe de la recherche ou avec le fait de prendre éventuellement un placebo, la punition du médecin était représentée par une insomnie majeure, juste la veille de la consultation. Si le nombre de sujets hostiles était à peu près équivalent à celui de patients coopératifs, il est évident que la différence ne pouvait être que nulle. Dans cette pathologie particulièrement labile, le biais représenté par la procédure de recueil d'information par le médecin pouvait créer un bruit de fond trop important et se révéler plus fort que le phénomène lui-même. L'auto-évaluation quotidienne fut finalement considérée comme la plus fiable des deux procédures. Bien que cette étude n'ait pas été confirmée, la tisane active apparaîtrait donc objectivement plus efficace que la tisane placebo.

L'empire du placebo

En dehors de la douleur et de l'insomnie, d'autres symptômes sont-ils accessibles au placebo ? La réponse est indubitablement oui. Le tableau ci-dessous, d'après la fiche de documentation médicale Labaz n° 11, donne une idée du pourcentage de réponses en fonction de la cible.

*Pourcentage d'améliorations subjectives
par administration de placebos*

Maladie ou symptôme	Pourcentage d'amélioration subjectives
Parkinsonisme	6-18 %
Rhume des foins	22 %
Motilité intestinale diminuée	27 %
Angoisse, tremblements	30 %
Douleurs	4-20-30-50-60-86 %
Toux	36-43 %
Influence sur la pression sanguine	51-60 %
Mal de l'air	58-61 %
Ulcère gastrique et duodénal	55-75-88 %
Arthrite chronique (améliorations de l'état général des patients)	80 %

Pendant plusieurs années, l'anxiété a été combattue avec succès par la méphénésine. Ce n'était pourtant qu'une illusion, le médicament était en fait un placebo. De la même façon, la douleur ulcéreuse fut longtemps domptée par la magie placebothérapique de l'oxyferriscorbone sodique, et il a fallu quelques essais contre placebo pour démontrer la fragilité d'une telle approche. De fait, plus personne n'y croit aujourd'hui et, forcément, ce médicament ne marche plus. Puissance du placebo, magie de l'effet placebo, médecins et malades sont-ils pour autant condamnés à subir passivement ce phénomène pour le moins mystérieux ? Les efforts faits par les laboratoires pharmaceutiques en ce domaine laissent penser que le mystère n'est pas à ce point épais qu'il ne laisse place à aucune initiative.

2

La magie du mystère

Si la magie du placebo intervient à peu près dans toute action médicale, quels sont donc les vecteurs de ce mystérieux phénomène ? En tout premier lieu intervient le placebo en tant qu'objet matériel qui recouvre l'ensemble des caractéristiques physico-chimiques de ce qui est prescrit par un médecin en tant que leurre de médicament. Mais est-ce là tout ? Dans la magie du traitement, la symbolique de la prescription et la fonction du guérisseur n'entrent-elles pas en compte ?

QUESTION DE PRÉSENTATION

Nombreux sont les paramètres qui font varier, dans des proportions parfois importantes, l'action d'un produit. Les laboratoires pharmaceutiques en sont venus à dépenser de véritables fortunes pour amplifier l'efficacité de leurs spécialités, modifiant le nom, la taille, la couleur, la forme, la saveur des produits, en fonction du symptôme traité, au gré de la symbolique de guérison.

La magie des noms

Corvisart, médecin de l'empereur Napoléon Ier, doutait, et on le comprend, de l'efficacité des médicaments de son époque. Pour soigner ses illustres patients, notamment la constipation des dames de la cour, il avait mis au point la *Mica panis*, qui n'était autre que de la mie de pain. Le latin, fût-il de cuisine, préserve les saints mystères de la Médecine. Dans *La Satire Ménippée*, l'un des charlatans, espagnol de son état, est décrit dans tout le déploiement de son faste langagier et vante les bienfaits de son élixir, le *Higuiero de l'Inferno* ou « Catholicon composé », que l'on retrouve d'ailleurs dans *Le Malade imaginaire* de Molière. Ici, c'est donc la Sainte Église elle-même qui, symboliquement, patronne le miraculeux breuvage. De nos jours, certains médecins charlatans prescrivent parfois des mixtures, préparations magistrales comportant une liste impressionnante de termes étranges, auxquelles, comble de mystère, ils n'attribuent pas de nom, à moins qu'ils ne l'affublent d'un code forcément secret. Les homéopathes ont, de même, parfaitement compris l'importance symbolique des noms compliqués et la magie étrange d'un énoncé en latin, langue des clercs et des savants, affublé d'un chiffre mystérieux.

Bref, le vocable attribué à la substance prescrite a toujours été d'une grande importance. Les firmes choisissent donc leurs appellations avec le plus grand soin. Récemment, un antidépresseur qui n'a finalement pas vu le jour, devait s'appeler *Xprime*. Le suffixe *prime* évoquait la déprime magiquement annulée ; le X représentait à la fois l'inconnue mathématique et le polytechnicien, génie des maths supposé maîtriser les inconnues : le X' allait encore plus loin que l'inconnue. Ce signifiant original, à travers une chaîne associative digne de Jacques Lacan, devait amener le prescripteur et le receveur à fantasmer sur les mystères de la maladie et sur le produit qui les défiait.

L'appellation du médicament peut aussi chercher à exorciser la maladie en la nommant pour la maîtriser et, finalement, l'annuler, selon un rituel magique vieux comme le monde. Déjà, au Moyen Âge, lorsqu'un malade invoquait un saint, il prenait soin de choisir celui dont le patronyme évoquait, à travers un calembour d'un goût parfois douteux, la maladie en question : sainte Claire pour les yeux, saint Cloud pour les furoncles, saint Claude pour la boiterie (claudication) et même saint Ignace pour les maladies du cuir chevelu. De nos jour c'est l'*Ananxyl** qui soulage de l'anxiété (*an* privatif de anxyl) et l'*Antalvic** qui combat la douleur (*anti-alvic*, contre l'algie).

Le nom du médicament peut également invoquer la guérison. Le *Séresta** se décompose en *Séré* (-nité) – *sta* (-bilité). Le *Glaucostat** stabilise le glaucome, le *Catarstat** la cataracte. Le *Pondéral** pondère le poids et le *Dynabolon* dynamise. Le plus beau peut-être, *Urbanyl* rendra plus urbain les anxieux qui, c'est bien connu, ne le sont souvent guère.

Toujours par la magie, le préfixe peut chercher à tirer vers le haut le pauvre patient écrasé par la maladie, notamment par la fatigue ou la dépression : *Surélen**, *Survector**, *Prohiaden**, *Prozac**, *Promotil**, etc. L'une des plus grandes trouvailles reste sans conteste l'*Ascensyl**, véritable ascenseur vers le mieux-être. Impossible de l'évoquer sans déjà se sentir transporté en de bleus paradis sanitaires !

Parfois, l'invocation fait appel à des notions plus anciennes, véritables archétypes occidentaux. Le *Sargenor*, avec art, génère l'or, tout en évoquant l'athanor, le fourneau des alchimistes. Chaque fois que j'en prescris dans mon hôpital où j'oublie régulièrement qu'il

---

* Tous les noms cités ici en italique sont des marques déposées.

n'est pas agréé, je ne peux pas m'empêcher de penser avec une certaine irritation que l'autre arginine, celle qui est délivrée à sa place par l'économe pharmacien, pratiquement identique en composition mais au nom tellement moins poétique, est nettement moins efficace. Et le pire, c'est que par le fait même, cela devient probablement vrai[1] !

L'infiniment petit et l'infiniment grand

Les dimensions des comprimés interviennent dans l'effet final. Un comprimé minuscule est présumé concentrer en lui une puissance énorme. C'est la mythologie du nain surpuissant que Toulouse-Lautrec a gaillardement illustré lorsque, plaisantant sur sa très petite taille qui contrastait avec les dimensions et la vigueur revendiquées de sa virilité, il se comparait à une « théière munie d'un énorme bec verseur ». Un comprimé géant, très difficile à déglutir, sera, lui aussi, supposé contenir une énorme quantité de principe actif, donc d'efficacité[2].

Des couleurs et des formes suggestives

Au Moyen Âge, « pour guérir de la jaunisse, il n'était que de trouver du plantain poussant sur une maison, et sur ce plantain pisser matin et soir, jusqu'à ce que, ce plantain dépérissant, la jaunisse se mourût aussi ». Il est certain qu'au cours de la jaunisse, les urines sont très colorées. On pensait donc à l'époque que le jaune

---

1. L'absence de nom peut aussi être exploitée. Ainsi au Japon – est-ce pour renforcer le mystère ? – le nom du médicament pourtant délivré par des organismes officiels n'est parfois pas divulgué au patient.

2. Pour le public, c'est le comprimé d'aspirine qui semble représenter l'étalon de normalité en matière de taille.

de la jaunisse s'évacuait en urinant. Sa nocivité était d'ailleurs prouvée puisque le plantain, mauvaise herbe réputée pour sa résistance, y succombait. C'était une sorte de preuve toxicologique de la sortie du poison. L'urine agissant en quelque sorte comme un désherbant, l'herbe disparaissait à peu près au moment de la guérison spontanée de la maladie. La théorie des signatures de Paracelse illustre pareillement l'importance de ce chapitre haut en couleurs. L'illustre praticien pensait en effet que la forme et la couleur du remède pouvaient indiquer l'organe sur lequel il était sensé agir. Un remède jaune tel que le suc de la grande chélidoine était donc indiqué pour le foie dont la bile est d'une couleur comparable ; la feuille de la pulmonaire dont la forme évoque le poumon était indiquée pour la bronchite. C'est pour des raisons strictement identiques que le ginseng dont la racine rappelle le corps humain est toujours utilisé en Orient et de plus en plus en Occident. La mandragore fait encore l'objet de considérations analogues dans *Vendredi ou les Limbes du Pacifique* de Michel Tournier. On est aujourd'hui, encore et toujours, en pleine magie.

En cette toute fin de XXe siècle, les services galéniques des laboratoires les plus modernes consacrent une très grande attention à ces deux facteurs qui permettent une mémorisation souvent supérieure à celle du nom. On sait en effet que tel comprimé anxiolytique bi ou quadrisécable sera plus facilement cité et réclamé par le patient, du fait de son originalité et de sa souplesse d'emploi. De même pour la couleur : « Vous savez bien Docteur, le médicament que vous m'avez prescrit, ce petit cachet jaune pâle ! »

Vert, jaune, bleu... la symbolique des couleurs est tellement ancrée dans l'esprit du public aujourd'hui qu'elle en est devenue vraie. Le vert, de nos jours, évoque la nature, l'écologie, la non-pollution de l'organisme. Ceci explique peut-être qu'une molécule identique contenant la même dose d'un tranquillisant, l'Oxazépam, se soit révélée objectivement plus efficace verte que rouge ou jaune. Il faut y croire pour le voir! D'autres études ont montré que l'anxiété est mieux combattue si la pilule est bleue. Le rouge ou le jaune vif seraient, eux, plutôt stimulants. Et allez savoir pourquoi, le marron devrait de préférence être réservé aux laxatifs! Il n'est pas impossible d'ailleurs que la couleur possède une valeur symbolique transculturelle. Sur le marché des batiks, à Lomé au Togo, les « Mamas Benz » proposent de gros sacs en plastique emplis de gélules, échouées là après on ne sait quel périple humanitaire. Elles précisent que telle couleur « c'est pour la tête », telle autre pour le ventre. Grâce aux diverses inscriptions ou sigles portés par les laboratoires sur les gélules, il est possible d'identifier un certain nombre de produits. Il est alors frappant de constater que souvent, les indications des Mamas Benz correspondent assez bien à celles préconisées officiellement!

D'amères pilules?

Le goût amer ou l'odeur nauséabonde de telle ou telle préparation ont été largement exploités en phytothérapie, même si le sujet a été peu étudié objectivement. Les plus âgés parmi les lecteurs se souviennent probablement de l'abominable huile de foie de morue que des générations d'enfants supposés malingres ou prérachitiques, ont dû ingurgiter de gré ou de force. « C'est mauvais mais – c'est pour cette raison que – ça fait du bien. » Bourreaux d'enfants!

Aujourd'hui, la voie d'administration la plus fréquemment utilisée en Occident est la forme orale – comprimés, gouttes, sirop ou gélules. Pendant quelque temps, la forme sublinguale a été très à la mode dans les services d'urgence et autres SOS médecins. Laisser fondre le comprimé dans la bouche permettait théoriquement un passage direct « de la papille au neurone ». Bien que n'ayant jamais fait l'objet de la moindre mention dans le Vidal, les promoteurs n'hésitaient pas à en faire état, suboralement bien entendu. Il y a quelques années, j'avais donc été contacté par l'une des firmes en question afin de vérifier cliniquement la réalité de l'intérêt de la fameuse forme sub-linguale. Le protocole que j'avais alors mis en place, avec le concours de SOS Lyon-Médecins, était simple. Lorsque le praticien des urgences était appelé pour une crise d'angoisse, il prescrivait, en double aveugle, soit un comprimé placebo à avaler plus un comprimé actif à sucer, soit le contraire, c'est-à-dire sucer un placebo et avaler un comprimé actif. Puis, muni d'un chronomètre, le médecin s'installait tranquillement à côté du patient et attendait, montre en main, que l'angoisse s'apaise. Les résultats déçurent fort le laboratoire aussi bien que les médecins de SOS. Aucune différence ne fut constatée entre les deux formes de traitement, l'angoisse disparaissant en un temps record de cinq à dix minutes, plus vite encore que ne pouvait le laisser prévoir la pharmaco-cinétique. Dans un contexte d'urgence, le fait de rester assis tranquillement à côté de l'anxieux et, forcément, pour meubler, de bavarder un peu, au lieu de foncer vers l'appel suivant, possède en soi un effet puissamment anxiolytique.

Ne pas avaler tout de suite le comprimé, le sentir dans la bouche qui fond peu à peu, tout comme les délicieux bonbons de notre enfance et vite oublier l'angoisse grâce à l'attention portée au bonbon-comprimé et au gentil et rassurant Papa-Docteur qui n'hésite pas à prendre sur son précieux temps, tout cela a probablement favorisé un effet placebo majeur. Qu'importe ! Finalement, seul compte le résultat. Les comprimés anxiolytiques sublinguaux ont encore de beaux jours devant eux et qui s'en plaindra? Mais pourquoi ne pas tenir compte de ce type de données et former les cow-boys de SOS médecins à prendre un peu plus de temps, à s'arrêter un peu plus longtemps au chevet de leurs malades anxieux? Très probablement, le simple fait de prolonger, même légèrement, le temps consacré à chaque intervention médicale dans ce type de pathologies pourrait souvent contribuer à augmenter l'efficacité du traitement et à réduire d'autant la consommation de psychotropes.

Le fait de percevoir, de ressentir, d'une façon ou d'une autre, le passage du produit joue dans l'efficacité du traitement. Dans beaucoup de services hospitaliers et de cliniques, lorsqu'un patient arrive très déprimé, il est habituel de lui proposer de recevoir l'antidépresseur en perfusion, « pour accélérer la guérison ». Un auteur savoyard, Jean-Paul Chabannes, a décidé de vérifier cette assertion par la méthode du double aveugle contre placebo. Les patients, tous déprimés, ont été répartis en quatre groupes tirés au sort. Le premier groupe recevait une perfusion d'antidépresseur; le deuxième groupe recevait exactement la même dose d'antidépresseur, mais en comprimé; le troisième groupe recevait une perfusion de placebo et le quatrième groupe des comprimés placebo. Bien entendu, ni l'investigateur, ni le malade déprimé endogène ne connaissait la nature exacte du traitement reçu. Au bout de douze jours – ce qui est une période très courte pour évaluer un effet antidépresseur « vrai », mais suffisante pour évaluer un effet placebo sur la dépression – sur vingt-huit patients traités, neuf étaient guéris, trois étaient améliorés, quatre avaient vu leur symptomatologie « positivement modifiée ». Les douze patients guéris et améliorés (soit près de 43 % du total) furent regroupés : quatre appartenaient au groupe perfusion active, quatre, au groupe comprimés actifs, deux au groupe perfusion placebo et deux au groupe comprimés placebo. Conclusions ? Un peu plus de 57 % des patients recevant l'antidépresseur vrai avaient bénéficié du traitement, alors que le score n'atteignait que 28,5 % sous placebo. Dans les limites de cette étude (faible nombre de sujets inclus, faible durée des investigations), l'antidépresseur était bien supérieur au placebo. En revanche, aucune différence d'efficacité ou de rapidité n'existait entre la forme perfusion et la forme comprimé, que l'on utilise du produit actif ou du placebo.

Est-il dès lors éthique de continuer à proposer des perfusions d'antidépresseurs puisque cette voie d'administration comporte un risque mineur mais réel (septicémie, lymphangite...) et entraîne une douleur lors de sa mise en place ? La réponse doit pourtant être prudente, car le fait d'être perfusé, quel que soit le contenu de la perfusion, amène une reconnaissance officielle de la maladie et lui donne un label de sérieux. La dépression, aux yeux du déprimé et de son entourage, n'est plus un état d'âme, la création d'un esprit névrosé ou sans volonté, mais un processus pathologique grave, traité sérieusement par des procédés proches de ce que l'on voit en services de réanimation. La perfusion permet également au patient de « se laisser aller », de s'abandonner aux soins, de régresser même. Elle amène les infirmières à s'intéresser de plus près au malade, à le materner un peu plus, à établir un contact non verbal avec ces patients souvent mutiques. Enfin, par sa sophistication, la perfusion semble susceptible de redonner un espoir supplémentaire au patient et par là même d'augmenter les chances de guérison. Rien de rationnel donc dans les perfusions d'antidépresseurs, mais un moyen de prise en charge psychothérapique. L'invocation de cette technique reste l'un des seuls arguments, pour le médecin qui adresse le malade comme pour l'institution psychiatrique qui l'accueille, permettant de justifier l'hospitalisation : « Je vais vous adresser dans un service (moderne) où l'on vous posera des perfusions. » Reste à savoir si, en cas d'accident et de procès, les juges seraient sensibles à cette argumentation non pharmacologique et dangereusement impressionniste. De fait, dans certains pays comme les États-Unis ou l'Australie, cette technique, jugée inutile et dangereuse, a pratiquement été abandonnée.

Pour des raisons similaires s'est développée dans de nombreux centres de prise en charge de l'alcoolisme toute une mythologie de la « piqûre chauffante », technique qui consiste à injecter par voie intraveineuse du sulfate de magnésie. Ce produit a pour particularité de donner une impression de chaleur, le long du trajet de la veine. En l'absence de toute preuve attestant un quelconque effet pharmacologique spécifique, il est plus que probable que c'est uniquement cette sensation rassurante de réchauffement qui aide les patients à ne plus prendre d'alcool. Le même principe semble également fonctionner dans la spasmophilie avec les injections intraveineuses de calcium ou de magnésium. Dans le même registre, mais en plus sadique, il arrive que, dans certains cas, le patient supposé hystérique ou « mauvaise tête », puisqu'il « refuse » de guérir, finisse par indisposer l'équipe soignante dont la toute-puissance thérapeutique se trouve remise en cause. La décision consciente de « placebothérapie-sanction » est alors prise au moyen d'injections intramusculaires d'eau distillée, douloureuses bien qu'en principe inoffensives. L'eau distillée est, en règle générale, préférée au sérum physiologique, pratiquement indolore, de façon à ce que le malade « sente bien » à quel point l'on s'occupe de lui !

Cela nous amène à la question des effets secondaires. Si, par exemple dans la dépression, est prescrit un produit comme l'atropine, théoriquement dénuée d'effet antidépresseur mais provoquant des effets secondaires comparables à ceux des antidépresseurs les plus courants, l'effet thérapeutique du placebo-atropine sera supérieur à l'effet antidépresseur d'un placebo pur dénué d'effets latéraux. Il est d'ailleurs clair, au moins dans un premier temps, que, le plus souvent, médecins et malades jugent l'efficacité d'un médicament davantage à ses effets dits secondaires qu'à son action pharmacologique. Tout récemment, j'ai été amené à étudier un médicament V., stabilisateur de l'humeur, produit ancien et particulièrement bien toléré. Le protocole effectué en double aveugle prévoyait quatre périodes successives d'un mois, placées dans un ordre aléatoire : deux périodes sous placebo, deux sous V. À la fin de chaque période, en fonction de leur état jugé sur le mois qui venait de s'écouler, les malades devaient parier et indiquer s'ils pensaient avoir reçu du placebo ou du V. au cours de la période écoulée. L'expérience a montré qu'au moment du pari, la possibilité (une chance sur deux) d'avoir été sous placebo était régulièrement oubliée, refoulée par les intéressés. Nous nous sommes vite aperçus qu'il fallait souvent la leur rappeler. Tout aussi régulièrement, les mêmes sujets ont parié en se fiant principalement aux effets secondaires qu'ils avaient ressentis ou pensé ressentir : ils se sont donc trompés systématiquement en raison de la très bonne tolérance du produit actif. Peu d'entre eux, avant de parier, ont pensé tout simplement à se demander si, au cours du mois écoulé, ils allaient bien ou non.

LE RITUEL DE LA PRESCRIPTION

Le phénomène est assez délicat à prouver, mais il me semble bien que le Gelsemium 15 CH homéopathique que, parfois, dans le decorum de mon service, je prescris solennellement, juste avant les examens, aux étudiants sujets au trac, est nettement plus efficace que celui que je prescris entre la poire et le fromage à mes propres enfants, pourtant confrontés à la même situation. Il est vrai que ces derniers connaissent peut-être un peu trop bien mes idées ! Le cadre de la prescription, le rite de l'ordonnance qui signale la fin de la consultation et le début des soins majorent certainement les effets des médicaments.

La force de l'ordonnance

L'ordonnance a un rôle que certains prescripteurs semblent avoir compris, jouant sur la texture du papier, la typographie, la couleur de l'en-tête et surtout, la liste des diplômes, attestations, titres, décorations et qualifications en tout genre, destinés à impressionner le lecteur et à magnifier l'effet de ce qui est prescrit en-dessous.

La qualité de l'inscription figurant sur l'ordonnance est d'ailleurs un facteur étonnamment homogène chez les médecins. Pourquoi donc le fait d'utiliser une écriture illisible, seulement déchiffrable par les pauvres pharmaciens, est-il si habituel chez les disciples de Hippocrate, au mépris de toute prudence, lorsqu'on connaît les dangers associés à l'utilisation de certains produits et la nécessaire précision de certains dosages ? Renseignement pris, il paraîtrait que c'est pareil dans les pays d'écriture arabe et en Chine où les idéogrammes sont pourtant bien différents de chez nous. À se demander si des cours d'anti-écriture ne font pas partie du cursus médical [1] ! Et que l'on ne vienne pas dire que ce phénomène s'explique par la

---

1. Que le lecteur se rassure : l'auteur de cet ouvrage qui, malgré toutes les apparences, est un vrai docteur, ne fait pas exception à la règle.

rapidité imposée lors de la prise des notes en amphithéâtre ou par l'obligation de rédiger les ordonnances dans n'importe quelles conditions. De nombreux corps de métiers pourraient invoquer les mêmes arguments et n'écrivent pas illisiblement pour autant ! La seule explication plausible réside dans la nécessité de préserver le mystère de la prescription et de ne le dévoiler qu'aux acolytes-pharmaciens, jugés seuls dignes de décrypter la formule incantatoire.

De fait, lorsqu'un médicament devient disponible sans ordonnance, il est tout à fait habituel d'observer qu'il perd une partie de son efficacité. N'étant plus manié exclusivement par le médecin, il est privé de sa double potentialité de produit bienfaisant (remède) et dangereux (poison). Il en devient presque neutre. Le suicide à l'aspirine est d'ailleurs très rare dans notre pays.

La solennité de la consultation

Ce n'est pas par vanité que le Docteur Knock, charlatan de génie, interdisait toute espèce de familiarité dans son village, exigeant, en toutes circonstances, d'être appelé « Docteur » mais bien parce qu'il avait parfaitement compris que le respect favorise la confiance et par conséquent augmente l'efficacité thérapeutique. À l'évidence, titres et diplômes jouent un rôle. Dans une étude portant sur l'ulcère gastrique, le même placebo avait été présenté de façon différente à deux groupes de patients répartis au hasard. Dans le premier groupe, c'est le médecin qui présentait le produit comme nouveau et prometteur, dans l'autre groupe, c'était l'infirmière. Les résultats favorables ont atteint 70 % dans le premier cas et 25 % dans le second. De même, lorsqu'un traitement est prescrit par un grand et célèbre patron dont la liste d'attente est de plusieurs mois, qui représente le dernier recours et reçoit dans un environnement technologiquement sophistiqué, entouré d'une cour d'assistants divers, il est concevable, bien que profondément injuste, que l'effet thérapeutique des prescriptions puisse être amplifié par rapport à celui du modeste praticien qui assure lui-même le secrétariat, la rédaction des ordonnances, la prise de rendez-vous et auprès de qui on peut accéder le plus souvent dans la journée. Voilà pourquoi aux États-Unis, dans tout cabinet médical qui se respecte, il est de bon ton d'arborer au mur, joliment encadrés, le plus grand nombre possible de diplômes et parchemins. La monarchie française l'avait déjà parfaitement compris, qui attribuait au souverain le pouvoir de guérir les écrouelles[1], le jour du sacre et dans des circonstances bien définies. Malheureusement, si le bénéfice pour le prestige de la royauté était certain, aucune étude épidémiologique contrôlée ne permet à l'heure actuelle de mesurer l'efficacité de ce traitement. Il n'est pourtant pas impossible que ce rituel ait pu avoir certains résultats. Peut-être, qui sait, nos actuels présidents devraient-ils, juste pour voir...

Le prix des choses

« Monsieur Purgon ne vous a pas ordonné de mettre quatre francs. Mettez, mettez trois livres... De ce mois, j'ai pris... huit médecines et... douze lavements ; et l'autre mois, il y avait douze médecines et vingt lavements. Je ne m'étonne pas si je ne me porte pas si bien ce mois-ci que l'autre. » Molière n'avait guère confiance dans la médecine de son temps. Il en a probablement d'autant mieux saisi le rapport qui existe entre la dépense, la gravité de la maladie et l'efficacité

---

1. Forme ganglionnaire cervicale de la tuberculose.

du traitement. Tout se paie, la consultation comme le médicament. C'est sans aucun doute la psychanalyse qui a le plus théorisé sur cet aspect des choses en insistant sur l'aspect thérapeutique du paiement. Un traitement qui ne coûte rien ne vaut rien. Lorsqu'il avait l'impression que la cure psychanalytique n'avançait plus, un de nos maîtres, Pierre Dubor, avait pour coutume de nous expliquer qu'il fallait demander à ce que la patiente ne paie plus en chèque mais en argent liquide. En effet, lorsque la psychanalyse concerne une femme mariée qui ne travaille pas – professionnellement s'entend – le paiement, la remise d'un argent non gagné par soi-même représente, selon lui, l'un des obstacles majeurs à la cure, d'où une perte d'efficacité. De plus, toujours selon lui, un certain nombre de femmes ont des difficultés pour symboliser l'argent. La même somme payée en liquide aura beaucoup plus d'effet que si elle est remise en chèque ou pire, en carte de crédit. Freud lui-même faisait de la solvabilité des patients l'un des critères majeurs d'indication de la psychanalyse et ne se privait pas d'insister sur ce point dans sa correspondance.

UNE AFFAIRE D'HOMMES

Il est pourtant un facteur plus important encore que le statut du prescripteur et l'aspect financier de la transaction. C'est l'attitude générale du praticien et du malade. L'attention portée et la croyance dans ce qui est prescrit sont tout simplement fondamentales.

Le pouvoir de convaincre

Cette notion de croyance a été bien illustrée par l'histoire des implants de disulfirame. Le disulfirame est un médicament donné préventivement aux alcooliques afin de les dissuader d'absorber leur toxique favori. Boire dans les vingt-quatre heures qui suivent son administration, ne serait-ce qu'une seule goutte d'alcool, provoque un malaise extrêmement pénible avec rougeur, sueur, vertiges, nausées et vomissements incœrcibles. Il se produit également une accélération du pouls et une augmentation de la tension artérielle pouvant même rendre l'absorption dangereuse. Le problème, c'est que les alcooliques ne sont pas toujours très raisonnables et que, parfois, ils oublient, le matin, d'avaler leur « chien de garde », de façon à pouvoir picoler impunément dans la journée. Certains médecins ont du coup imaginé la technique des implants. Il suffit d'inciser la peau, de placer dessous quelques comprimés de disulfirame et de refermer en faisant un ou deux points de couture. L'idée était astucieuse et s'est révélée efficace : pendant six à douze mois après l'implant, la plupart des alcooliques ne pouvaient pas absorber d'alcool sans qu'une rougeur suspecte et des vomissements indélicats ne vinssent immédiatement les trahir. Le moindre écart était immédiatement sanctionné par la cohorte des effets antabuses. Au bout d'un an environ, le changement d'implant était programmé, le médecin réincisait la peau, parfois au même endroit, discret et relativement indolore, pour y replacer quelques comprimés de sagesse. S'ils n'étaient pas trop enkystés, il découvrait alors que les anciens comprimés étaient absolument intacts, preuve que l'absorption du disulfirame était nulle : il s'agissait d'un pur effet placebo. L'ennui, c'est qu'au bout de quelques années, plus personne n'a cru à l'effet retardé des implants de disulfirame et que, du coup, la technique s'est mise à ne plus marcher. La conviction des implanteurs n'était plus suffisante. Il m'arrive encore de recevoir en consultation certains alcooliques, anciens implantés, qui me réclament avec insistance leur « chien de garde sous-cutané », et je dois dire que je déplore amèrement, tout en palpant leur organe hépatique tuméfié, de ne plus avoir moi-même de foi.

L'aphorisme de Bruno Mounier, « on est d'autant plus (placebo)-inducteur qu'on ne sait pas que l'on est inducteur », est donc en partie confirmé par ce type d'observation. Cependant, il n'est pas non plus entièrement vrai. Être conscient de ses capacités de conviction, voire de suggestion, dans tel ou tel registre thérapeutique, ne nuit pas forcément à celles-ci, mais, bien au contraire, permet de connaître ses limites dans les autres domaines. Cela est bien illustré par une étude anglaise, menée par un généraliste de Southampton. Le docteur K. B. Thomas sélectionna deux cents malades dits fonctionnels dans sa clientèle – maux de ventre, de tête, de dos, de gorge, fatigue, toux, etc. – et les répartit en deux groupes de cent. Il terminait la consultation des patients du premier groupe en donnant un diagnostic précis et en affirmant très chaleureusement que « ça irait rapidement mieux ». Aux cent autres, il concluait en disant qu'il ne savait pas bien ce qu'ils avaient et leur demandait de revenir le voir dans quelques jours en l'absence d'amélioration. En outre, cinquante patients de chaque groupe recevait un placebo. Il s'avéra que 64 % des patients de la consultation « positive » étaient améliorés, contre 39 % de ceux de la consultation dite « sceptique », et que 53 % de ceux qui avaient reçu du placebo allaient mieux contre 50 % de ceux qui n'avaient rien reçu. L'effet placebo dans cette étude était donc nettement plus induit par l'attitude, rassurante ou non, du médecin que par le comprimé de placebo lui-même. Il est d'ailleurs vraiment étonnant que les autorités sanitaires qui se prétendent si avides d'économies dans le domaine de la santé ne s'intéressent pas davantage à ce type d'étude. Les bienfaits de l'attention portée aux malades ont pourtant été mis en lumière par Egbert dès 1964. Deux groupes de patients en attente d'intervention chirurgicale avaient été constitués. Le premier groupe reçut une visite standard de l'anesthésiste alors que le second bénéficia d'informations détaillées sur la douleur postopératoire, sa nature et les moyens de la prévenir. Le résultat fut que la demande d'antalgique fut réduite de moitié dans le deuxième groupe qui sortit de l'hôpital en moyenne deux jours plus tôt.

L'information donnée en prescrivant le produit est primordiale et toutes les études citées dans cet ouvrage pourraient illustrer l'importance de la phrase qui accompagne la prescription : « je vous prescris ce médicament afin que... » Mais l'information ne suffit pas. L'intonation, l'assurance, bref la conviction, entrent en ligne de compte et démontrent que pendant les études de médecine, il serait parfaitement licite de donner des cours de communication aux futurs médecins. Il ne viendrait d'ailleurs à l'esprit de personne de commercialiser un produit quelconque sans que les représentants de commerce soient formés aux techniques les plus modernes de communication. Pourquoi, dès lors que l'on sait avec certitude que les médicaments sont plus efficaces et mieux tolérés dès lors qu'ils sont bien présentés, serait-il scandaleux d'apprendre aux médecins à les présenter correctement ? Le jeu de rôle, la mise en situation, en un mot toutes les techniques par lesquelles on apprend à présenter les choses au mieux devraient constituer l'un des piliers des études médicales. Il existe encore trop de médecins incapables de rassurer leurs malades. Et c'est l'objet de cet ouvrage que de rendre conscient le médecin – et son malade – de l'existence mais aussi de la nécessité de ces petits trucs du métier qui sont louables, qui parfois font la grandeur de la médecine, à partir du moment où ils sont utilisés à bon escient, non systématiquement et dans le plus strict respect de l'éthique médicale. La condition de malade rend la relation inégalitaire. Le plus puissant se retrouve dans une situation implorante. Le plus cartésien se raccroche au moindre espoir. Le plus brillant gobera n'importe quel argument. C'est cette infériorisation qui rend le malade vulnérable et fait la fortune des charlatans. Mais c'est aussi cette vulnérabilité qui rend absolument indispensable l'humanité du médecin. Tel l'illusionniste ou le prestidigitateur en représentation, un bon praticien, consciemment ou non, use d'un certain nombre d'astuces personnelles, propres à convaincre, à redonner confiance, à rassurer, à calmer l'angoisse de son vis-à-vis. Tout médecin, dans certains cas, non seulement est capable mais se doit de bluffer, de faire semblant de savoir. Bien souvent, une prédiction énoncée avec suffisamment d'assurance : « ce remède va très rapidement vous remettre sur pied », favorise grandement l'action du remède en question. Et ce n'est finalement pas tout à fait un mensonge puisqu'il accélère effectivement la « remise sur pied ».

La puissance de la conviction

Lors de la mise sur le marché d'un nouveau neuroleptique, je me rappelle que, jeune interne, je n'avais pas été particulièrement impressionné par la présentation de la visiteuse médicale. Les deux premiers malades furent des échecs retentissants du fait des effets secondaires et le traitement dut être arrêté rapidement. Fut-ce à cause de l'attitude désormais négative de l'équipe soignante et de la méfiance – bien compréhensible – des autres malades, je n'ai plus jamais réussi à prescrire ce médicament dans ce service, alors qu'au cours du stage suivant, arrivant dans un pavillon déjà conquis, il s'est révélé normalement actif et toléré. Nous n'irons pas jusqu'à affirmer que l'efficacité thérapeutique d'un médicament est en partie fonction des mensurations de la visiteuse médicale. Quoique... À l'inverse, il arrive également que la nouveauté d'un produit décuple son effet. Au cours de la phase de lancement, notamment au cours de la traditionnelle période d'échantillonnage qui précède de quelques mois l'installation dans les officines, les médicaments sont souvent présentés à l'ensemble des médecins par des visiteurs malins et complices : « Docteur, afin que vous puissiez vous faire une idée personnelle avant notre lancement officiel et bien que je ne dispose que de très peu d'échantillons, je peux vous laisser un certain nombre de boîtes. » Il arrive même qu'il ajoute perfidement : « Je n'en ai pas encore suffisamment pour tout le monde, aussi, je vous en prie, n'en parlez pas trop à vos collègues. » Dès lors, le médecin gratifié répercute le message au patient : « *Nous* allons essayer ce médicament ; il est complètement nouveau », ou mieux, le cas échéant : « Il vient d'Amérique. J'ai réussi à m'en procurer spécialement pour vous, car n'étant pas encore commercialisé, il est difficile à obtenir. » Le message est double : d'une part le médecin revendique une notoriété qui pourrait même se propager jusqu'en Amérique, d'autre part, il montre au patient qu'il lui porte une attention toute particulière, à la limite du favoritisme ! Enfin, le malade peut mobiliser toute sa bonne volonté et son énergie pour faire le meilleur accueil possible à ce nouveau produit qui, sait-on jamais, pourrait enfin le guérir, définitivement. Tout nouveau, tout beau... Il n'est donc pas étonnant qu'au cours de la période particulière située juste avant et après le lancement d'une molécule nouvelle, les scores d'efficacité soient élevés par rapport à ceux des molécules de référence. Généralement, sauf innovation majeure, sa courbe d'efficacité se normalise progressivement et rejoint en quelques mois celle de ses petits camarades de la classe thérapeutique. Ces deux exemples illustrent à merveille l'interaction des trois composantes qui interviennent dans la production d'un effet placebo : puissance réelle ou supposée du traitement, conviction du médecin, adhésion du patient.

La croyance du malade dans le produit testé joue en effet un grand rôle en cas d'expérimentation. Parmi les facteurs pouvant induire fortement la croyance, existe l'argument d'autorité. Ainsi Linus Pauling, célèbre lauréat du prix Nobel de chimie, était-il persuadé de l'efficacité de la vitamine C dans de multiples maladies, notamment dans la grippe ou le rhume. Il est certain que ce chimiste, s'il n'avait pas eu le prix Nobel, n'aurait pas entraîné des millions de personnes, dans le monde entier, à consommer des tonnes de vitamine C. Pourtant le lauréat d'un prix Nobel pour une discipline donnée a-t-il plus de compétences que ma concierge pour parler d'une autre discipline ? Une étude sur l'intérêt de la vitamine C dans la grippe fut donc conduite et se révéla négative. On décida de recommencer avec le rhume. Il fut alors démontré que ce produit avait une « influence légère mais certaine » sur la fréquence, la durée et l'intensité des rhumes. Prudents, les auteurs s'étaient eux-mêmes mis en garde sur un possible biais, à savoir que les volontaires avaient éventuellement pu deviner la nature du médicament, vitamine ou placebo et, en effet, un certain nombre d'entre eux ne s'étaient pas trompés dans leur pari. Néanmoins, fait encore plus intéressant, la relecture minutieuse de tous les dossiers a permis de montrer que les sujets sous placebo, mais qui croyaient avoir reçu la vitamine C, ont eu moins de rhumes que ceux qui recevaient effectivement de la vitamine C, mais qui croyaient avoir reçu du placebo. La vitamine C ne prévient et ne traite le rhume que si l'on y croit, ce qui n'empêche pas les médecins et les malades de continuer à y croire, les premiers les prescrivant régulièrement, les seconds les avalant imperturbablement. Il ne faudrait pourtant pas croire, à partir de cette expérience, que la vitamine C n'est qu'un placebo. Bien au contraire, c'est peut-être le premier médicament à avoir fait la preuve de son efficacité dans un essai contrôlé contre placebo. En 1747, James Lind, chirurgien de la marine anglaise était, comme tous ses confrères, frappé de la fréquence et de la gravité du scorbut qui ravageait régulièrement les équipages. Il sélectionna douze scorbuteux qui étaient à peu près au même stade de la maladie et les répartit en six groupes de deux. Chaque groupe absorba une préparation différente : soit un litre de cidre par jour, soit un élixir préparé à partir du vitriol, soit du vinaigre, soit un électuaire alors en vogue, soit de l'eau de mer, soit des oranges et des citrons. Seul ceux ayant absorbé les oranges et citrons guérirent de façon spectaculaire. Néanmoins, Lind lui-même n'y crut pas vraiment et il continua vaille que vaille à prescrire le changement d'air[1]. Il fallut de nombreuses années et un retour ultérieur aux archives de la marine pour que la découverte de Lind fût enfin reconnue et appliquée.

De la plus ou moins grande confiance du patient dans le traitement reçu, peut-on tirer quelques conclusions sur les éléments de personnalité qui favoriseraient éventuellement l'éclosion d'un effet placebo ? Aucune étude n'a jamais réussi à prédire le succès d'un placebo chez un malade donné. Il convient d'ailleurs de faire justice de certaines vieilles croyances médicales, à savoir que les hystériques seraient plus « placebosensibles » que les autres. Beaucoup de médecins croient également que le fait de répondre positivement à un placebo n'est vraiment pas un signe d'intelligence. Ces deux hypothèses semblent aussi

---

1. Logique à l'époque, puisque c'était en bateau, donc au contact de l'air de la mer, que les marins tombaient malades.

erronées l'une que l'autre. L'idée d'un fondement hystérique à la réponse placebo vient de l'hypothèse selon laquelle l'effet placebo ne concerne que les maladies fonctionnelles, c'est-à-dire sans base organique. Cette hypothèse est fausse car de nombreuses affections physiques sont influencées par ce phénomène et aussi parce qu'il n'est pas nécessaire d'être complètement névrosé pour présenter un symptôme fonctionnel. Que celui qui n'a jamais eu de lumbalgie, d'insomnie ou de brûlure gastrique me jette la première interprétation ! Un autre facteur ayant contribué à développer cette croyance est la triste habitude qu'ont beaucoup de médecins, en cas d'insuccès, d'en attribuer la responsabilité aux patients. C'est toujours parce qu'ils ont mal pris leurs comprimés ou bien à cause d'une agressivité inconsciente que le traitement échoue. Ce n'est jamais la faute du médecin ! En psychiatrie, où l'on excelle particulièrement dans ce genre d'exercice, on parle volontiers de la toute-puissance du (méchant) malade qui, inconsciemment bien sûr, s'arrange pour mettre en échec le pauvre (bon) médecin qui fait tout ce qu'il peut. Ce fréquent refus médical de porter la responsabilité d'un échec thérapeutique amène souvent des réactions de dépit et de haine. Dans tous ces cas, les nombreux qualificatifs d'hystérie, de réaction de conversion, de pithiatisme traduisent essentiellement le dépit du médecin et s'apparentent en fait plus à des noms d'oiseaux qu'à des diagnostics scientifiques. De même, et contrairement à une idée répandue, plusieurs études ont montré que le niveau intellectuel n'intervenait pas sur la placebosensibilité. En d'autres termes, répondre positivement à un placebo n'est pas forcément un signe de débilité mentale et les médecins, forcément intelligents, sont comme tout le monde capables de placebosensibilité[1] !

---

1. Peut-être même plus, qui sait ?

Existe-t-il pourtant des traits de caractère influençant la placebosensibilité des patients ? Selon toute probabilité, le conformisme, le niveau de motivation, l'attente par rapport au médecin, la capacité à faire confiance, la docilité et par conséquent l'observance favorisent l'effet placebo. L'acceptation du changement a notamment été étudiée par Duncan qui a divisé les sujets placebosensibles en deux groupes : d'un côté les répondeurs « autoproduits », introvertis et plutôt asociaux, de l'autre, les répondeurs « situationnels », plutôt extravertis et sociables. Chaque groupe a reçu successivement et en aveugle deux types de placebos purs : les uns étaient présentés comme relaxants et les autres comme excitants. L'analyse de l'appréhension produite par l'information montre que les « autoproduits » ont moins peur des excitants que des relaxants alors que les « situationnels » ont plus peur des excitants. La conclusion de ce type d'étude est que, selon tel ou tel trait de sa personnalité, un sujet répondra positivement à un placebo de tranquillisant mais pas à un placebo de stimulant. Pour un autre sujet, cela pourra être exactement l'inverse. Plusieurs études portant sur l'effet de différentes drogues – LSD, amphétamines, morphine, héroïne – et menées sur des volontaires sains ont d'ailleurs produit des conclusions similaires. Les réponses étaient hautement variables, allant de « très agréable » à « très désagréable » pour l'héroïne, de « stimulant » à « sédatif » pour l'amphétamine. Ces réponses correspondent non seulement aux résultats apportés par le test de Rorschach qui classe les individus en prédisposés ou non-prédisposés à l'accoutumance aux narcotiques, mais varient aussi en fonction de la représentation mentale et sociale que chacun a de la drogue. L'influence capitale du contexte social sur les effets pharmacologiques d'une molécule a même pu être démontrée chez la souris. Chez ce petit rongeur, en effet, la toxicité de l'amphétamine est augmentée si les souris sont groupées au lieu d'être isolées. On le voit donc, une fois encore, l'effet placebo, comme l'eau vive, échappe à une prédiction simple. Les facteurs qui l'influencent sont si nombreux qu'il paraît bien difficile, pour ne pas dire impossible, d'espérer définir un type de malade favorisant son éclosion.

Une alchimie très personnelle

S'il n'existe pas de malade placebo répondeur universel, existe-t-il des médecins placebo inducteurs universels ? Soyons clair : l'effet placebo est un plus – ou, le cas échéant, un moins – par rapport à l'effet normalement attendu du traitement. C'est lui, en tous cas, qui fait la différence ; c'est en bonne partie lui qui fait ou défait – une partie de – la réputation d'un cabinet. Outre la compétence, la gentillesse et la disponibilité, ce sont bien des résultats que vient chercher la patientèle. Sur quoi reposent ces résultats ? Existe-t-il donc des médecins capables, plus que d'autres, d'augmenter la puissance des médicaments prescrits ? Il semble que la réponse, normande, soit oui et non.

C'est certainement Jules Romain, avec le Docteur Knock, qui a le mieux étudié ce qui, dans la personnalité d'un médecin, est le plus capable de séduire un village tout entier. Il ne s'agit pas de soigner mais de persuader l'autre qu'il est malade, que l'on connaît sa maladie, qu'on en maîtrise le traitement et que, finalement, il ira mieux. Bien que l'auteur n'ait guère développé l'aspect thérapeutique, gageons que ce maître bluffeur de Knock devait souvent obtenir des résultats remarquables ! Déjà, au XVIIe siècle, l'iatrochimiste Jean-Baptiste van Helmont insistait sur les « moyens simpathetiques » : « Ce sont donc les idées de celuy qui applique le remède simpathetique qui s'unissent dans ce milieu et deviennent les directrices de ce baume qu'elles portent à l'objet de leur desir... Car c'est de la qu'il arrive que cette poudre simpathetique opère bien plus heureusement quand elle est appliquée par la main d'un homme que par la main d'un autre; et j'ay toujours remarqué que le remède estoit bien plus efficace lorsqu'il estoit accompagné d'un amoureux desir et d'un soin charitable de faire du bien. » Ainsi donc, non seulement l'habileté de la main du médecin, et c'est bien compréhensible, modifie l'efficacité du traitement, mais les idées de ce dernier, sa compassion et même « son amoureux désir », permettent de diriger l'action du baume. C'est là le fondement même de l'effet placebo en ce qui concerne l'influence de la personnalité et l'attitude du médecin. C'est aussi le fondement de ce que Freud appellera, un peu plus tard, le contre-transfert.

La réponse est donc oui, parce que l'enthousiasme, le charisme, l'attention portée, le temps consacré, l'empathie, la commisération, la capacité à rassurer et surtout la croyance dans le traitement prescrit, sont des facteurs importants de réussite. Mais la réponse est également non, car, mises à part quelques natures particulièrement heureuses, toutes ces caractéristiques varient non seulement en fonction du malade que l'on a en face de soi mais aussi de sa maladie. Il est rare en effet qu'un même médecin soit capable de communiquer le même enthousiasme dans tous les domaines. Parce qu'il a une bonne expérience et une solide connaissance de l'ulcère, tel médecin obtiendra de bons résultats dans cette maladie particulière, alors qu'il réussira moins bien par exemple dans l'hypertension ou l'acnée qui l'intéressent moins et qu'il maîtrise mal. C'est probablement pour cette raison, parfaitement légitime d'ailleurs, qu'après quelques années d'installation, les médecins « sélectionnent » leur clientèle et qu'en retour, les patients choisissent leur médecin. Tel malade s'attachera à son docteur, « un peu pessimiste il est vrai, mais tellement prudent et qui ne laisse jamais rien passer » ; tel autre vantera les mérites de son médecin « tellement enthousiaste, qu'il lui redonne du courage à chaque visite » ; tel praticien bourru, n'hésitant pas à engueuler ses ouailles, fera un tabac chez ceux qui aiment les injonctions musclées ; tel autre quasi muet mais tellement discret, etc.

Aucun médecin ne parviendra jamais à être également bon pour tous les malades et pour toutes les maladies ! C'est souvent au hasard de ses lectures, de ses stages, de ses notes aux examens, de son sujet de thèse, du charisme d'un de ses maîtres à l'université ou à l'hôpital, du succès remporté en traitant son premier malade atteint de telle maladie, que le médecin en herbe prend confiance en soi, porte de l'intérêt à un thème donné et finit par cibler une partie de sa formation sur une pathologie plus ou moins précise où du coup, il réussira particulièrement bien. Plus on est compétent dans un domaine, plus on est sûr de soi et plus on est sûr de soi, plus on est placeboinducteur. C'est la magie du soin. Tel généraliste deviendra compétent, donc efficace et convaincant, par exemple en gériatrie. Au bout de quelques temps, ce « médecin qui sait si bien s'occuper des vieilles dames » recevra une plus grande proportion de personnes âgées à qui il portera une attention plus particulière. Elles l'en aimeront d'autant plus qu'il sera gratifié par elles selon le principe d'un cercle vertueux dont personne ne songerait à se plaindre. En revanche, ce même médecin orienté de fait en gériatrie, capable de douceur et de circonspection, mais peut-être un peu lent et d'apparence irrésolu, risque d'agacer les adultes jeunes qui finiront par se diriger vers un autre praticien réputé plus énergique et incisif.

Au bout de quelques temps, les cabinets de généralistes de ville arrivent à sélectionner une clientèle particulière sur un trait de personnalité, une maladie ou un organe particuliers. Il est amusant, quand on travaille à l'hôpital, et que l'on reçoit des malades provenant de cabinets variés, de pratiquement deviner, en fonction de la typologie des patients, par qui ils sont soignés. En psychiatrie de ville, on sait que tel confrère « fait bien » avec les ados, tel autre avec les obsessionnels, tel autre avec les hystériques. Dis moi quel genre de malade tu es, je te dirai qui te soigne ! Mais aucune étude n'a jamais réussi à prédire la réussite ou non d'un traitement placebo en fonction de la seule attitude ou personnalité du médecin. Rabelais avait raison, et avant lui Hippocrate : la médecine est bien ce combat ou cette farce à trois personnages : le médecin, le malade et la maladie.

PHARMACOCINÉTIQUE DU PLACEBO

Si le lecteur est maintenant convaincu que le placebo est bel et bien un médicament actif et que peu de personnes et peu de maladies échappent à sa magie, nous pouvons rassembler ici, à titre de récapitulatif, les caractéristiques pharmacologiques précédemment dégagées.

FICHE TECHNIQUE

Voies d'administration : par ordre décroissant d'efficacité, le placebo peut être utilisé sous forme d'injection intraveineuse, intramusculaire, de comprimés, de suppositoires. Les gouttes sont particulièrement intéressantes car, en obligeant le malade à les compter minutieusement, elles augmentent sa participation et son attention au traitement.

Latence d'action : le placebo agit en général plus vite que le médicament actif. Cette donnée est particulièrement nette dans la douleur et la dépression, où les traitements classiques requièrent en principe deux à trois semaines. Il n'est pas rare de voir certains sujets, même très déprimés, réagir positivement au bout d'un ou deux jours. Parfois même, l'amélioration est définitive, ce qui lui confère le statut de guérison !

Pic d'activité : le moment d'activité maximale serait également plus précoce. Dans la douleur, l'effet du placebo d'aspirine serait à son apogée au bout d'une heure, celui de l'aspirine vraie au bout de deux heures.

Durée d'action : le placebo serait actif en moyenne pendant deux semaines, notamment en cas de douleur. Ce chiffre peut toutefois varier énormément. La réponse au placebo à long terme – quarante semaines – a été étudiée au sein d'un groupe de sujets dits « paniqueurs* ». Au bout de quarante semaines, 42 % des soixante patients sous placebo n'avaient plus d'attaques de panique et 38 % étaient nettement améliorés. Parmi les placebo-répondeurs, 27 % présentaient une réduction de 82 % de leur niveau général d'angoisse. Ces chiffres sont tout à fait étonnants lorsqu'on connaît la sévérité de la maladie et son fort potentiel de réapparition des crises. L'auteur a essayé de différencier cliniquement les sujets bons répondeurs au placebo de ceux qui lui résistaient, et n'a rien trouvé de particulièrement marquant. Les bons répondeurs s'amélioraient en une semaine, continuaient à aller de mieux en mieux tout au long des quarante semaines de traitement puis de sevrage progressif. Enfin, un mois après la cessation des visites, ils continuaient à aller bien. Comment interpréter un tel résultat ? Il est probable qu'un certain nombre de patients auraient de

---

* La maladie appelée « trouble panique » dans la classification américaine des maladies mentales (DSM III), représente l'appellation moderne de la crise d'angoisse aiguë ou de la spasmophilie. C'est une maladie grave, parfois invalidante, où la répétition fréquente des crises amène les sujets à vivre dans l'attente anxieuse du prochain épisode (angoisse anticipatoire) et donc à développer des conduites d'évitement (agoraphobie), d'hypochondrie (course aux médecins et aux examens), d'addiction (alcoolisme, dépendance aux tranquillisants ou aux drogues), ou encore à « se décompenser » sous forme de dépression. Il s'agit donc d'une affection sévère et généralement chronique.

toutes façons guéri spontanément. Pour d'autres, les encouragements et l'attention reçus à chaque visite ont représenté une aide importante, voire suffisante. De fait, l'un des traitements les plus efficaces du trouble panique semble être la psychothérapie cognitivo-comportementale qui repose sur le principe du conditionnement. Une visite attentive et rassurante est en soi un conditionnement puissant et l'est encore plus lorsque ses effets sont entretenus mensuellement pendant une durée d'un an. L'importance respective des facteurs spécifiques (psychothérapie) et non spécifiques (effet placebo) est d'autant plus indiscernable dans ce protocole qu'il était permis aux investigateurs de prodiguer des encouragements, voire même d'utiliser des techniques comportementales. Reste que certains paniqueurs ont répondu strictement au seul placebo pendant près d'un an.

Relation dose-effet : en cas de résultat insuffisant, il suffit parfois d'augmenter le nombre de comprimés de placebos pour en voir augmenter l'effet. Par exemple, un syndrome anxio-dépressif sera mieux amélioré par quatre comprimés que par deux. Certains exemples sont restés célèbres. Ainsi cet homme traité avec succès par un placebo pour son hypertension artérielle et obligé de supprimer le comprimé du soir qui le rendait trop « tendu ». Un autre hypertendu, soigné de la même façon, voyait son poids augmenter trop rapidement à son goût. La posologie a donc été réduite de moitié, passant de quatre à deux comprimés : son poids s'est alors stabilisé. L'effet du placebo peut être cumulatif, mais il tend à s'épuiser au bout d'un certain temps. Son effet peut potentialiser celui des médicaments actifs ou des autres méthodes comme la psychothérapie. Il peut se révéler parfois utile d'intercaler des placebos dans une séquence thérapeutique, lorsque l'on veut réduire la posologie d'un médicament toxique ou potentiellement addictif.

Dépendance : certains cas de toxicomanie au placebo ont été décrits, comparables à ceux de la morphine, avec des signes de manque, bien que d'intensité plus légère.

Effets secondaires : Les placebos peuvent parfaitement, et c'est d'ailleurs fréquemment le cas, amener des effets secondaires, voire des effets négatifs. Ce phénomène a été regroupé sous le nom d'effet nocebo. Dans une étude portant sur la claudication intermittente, 37 % des sujets traités par placebo ont éprouvé des effets secondaires. Dans un grand nombre d'études concernant les benzodiazépines, effectuées en double aveugle contre placebo, les effets secondaires sont aussi fréquents dans le groupe placebo que dans le groupe traitement actif. Les deux tableaux ci-dessous, d'après la fiche de documentation médicale Labaz n° 11, donnent une idée de la fréquence des effets secondaires et de la toxicité du placebo.

**Effets secondaires par la pyribenzamine et par un placebo.
(2 groupes de 100 patients) (Brown in Labaz n° 11)**

Effets secondaires	Nombre d'effets secondaires	
	Avec Pyribenzamine	Avec placebo
Somnolence	37	30
Céphalées	26	42
Nausées	17	8
Vertiges	24	15
Nervosité	13	15
Sécheresse de la bouche	29	30
Insomnie	12	6
TOTAL	158	146

Effets toxiques du placebo (d'après Beecher in Labaz n° 11)

Symptôme	Nombre de patients traités par placebo	Nombre de sujets ayant présenté des troubles par le placebo	
		Nombre	%
Somnolence	72	36	50
Céphalées	92	23	25
Sensation de lourdeur	77	14	18
Troubles de la concentration intellectuelle	92	14	15
Sommeil	72	7	10
Nausées	92	9	10
Sécheresse de la bouche	77	7	9
Asthénie	57	5	9
Agitation	77	6	8

À partir du regroupement de différentes expérimentations (groupes contrôles), les effets nocebo ont pu être énumérés. Sont trouvés dans l'ordre de fréquence décroissante : somnolence (24,7 %) ; fatigue (17,2 %) ; troubles gastriques et intestinaux (16 %) ; difficultés de concentration (13,2 %) ; céphalées (11,6 %) ; bouffées de chaleur (11,4 %) ; tremblements (11 %). Il s'agit d'un tableau général. Il est probable que les effets secondaires dépendent du type de placebo administré, de la personnalité du patient et des symptômes à traiter. Les effets secondaires d'un placebo d'antidépresseur seront certainement différents de ceux d'un placebo d'antalgique, compte tenu de l'effet attendu et de la contamination possible par le médicament de référence ou déjà reçu. Ainsi un patient déprimé qui s'attend à recevoir un antidépresseur et qui est mis à son insu sous placebo, présentera volontiers les effets secondaires qu'il sait être ceux du vrai médicament : somnolence, constipation, bouche sèche. Dans une étude de la néphénisine prescrite contre placebo chez des anxieux, 10 à 20 % des sujets ont été aggravés, qu'ils aient reçu la néphénisine ou le placebo. Trois sujets sous placebo ont subi un effet indésirable grave : érythème maculopapuleux diffus qui a disparu à l'arrêt du traitement, intolérance vagale (nausée, hypotension, sueurs) et un œdème angio-neurotique. Des cas encore plus sérieux d'effets indésirables ont été signalés : pertes de connaissance, nausées, dermatose, urticaire, perte auditive ou visuelle, diarrhée, vomissements, hallucinations, crampes. Un patient, immédiatement après avoir pris un placebo, est devenu aveugle, vertigineux, nauséeux et s'est senti « engourdi autour de la bouche ».

3

Les pistes se multiplient

Si le placebo et son corollaire, l'effet placebo, existent bien, si le résultat d'un traitement médical n'est jamais exactement ce que l'on en attendait « scientifiquement », il serait temps de chercher à comprendre par quels mécanismes ce curieux et dérangeant phénomène peut bien se manifester. À condition, bien sûr, que la magie du soin soit explicable avec les outils du moment. Logique du conditionnement, biologie, psychanalyse, sociologie, psychologie, chacune de ces approches a son mot à dire, aucune n'a LA réponse.

La théorie du temps

À Troie, ô funeste destin, Cassandre fut unanimement condamnée et sans appel. Son crime ? Avoir prévu et publié le malheur à venir : le siège, la chute et la ruine de l'orgueilleuse cité. Ayant anticipé le drame, elle en était devenue responsable. Même de nos jours, il n'est pas rare de voir certaines réactions de dépit, de haine parfois, à l'encontre des météorologistes lorsqu'ils ont le malheur d'annoncer la pluie pour le lendemain, juste à la veille d'une *garden party*. À notre insu, selon une règle universelle, nous établissons une relation de causalité entre le signal précurseur et l'événement qui en découle ou, plutôt, qui semble en découler. Cette tendance naturelle à relier les événements et à établir entre eux des liens de causalité existe chez la plupart des êtres vivants, et représente un des mécanismes les plus fréquents de l'effet placebo. C'est le *post hoc fallacy*. Un événement succède à un autre, il est donc causé par cet autre.

Le conditionnement du vivant

La plupart des êtres vivants sont conditionnables. Par exemple, le pigeon, animal pourtant peu suspect d'hypertrophie du quotient intellectuel. Le simple fait d'éclairer un disque placé à portée de bec, quelques instants avant de lui présenter du grain, amène le volatile à effectuer un glissement de sens, une sorte de métonymie volaillère, si on voulait adopter une démarche lacano-linguistique. Dans l'attente d'une nourriture plus concrète, il fait un amalgame entre les deux phénomènes, éclairage et présentation du grain, et se met, bêtement, à picorer le disque. L'homme n'échappe pas à ce type de comportement apparemment stupide. L'attente plus ou moins anxieuse est parfois trompée par des mécanismes relativement comparables dans leur irrationalité. Il en va ainsi lorsqu'un *quidam* emprunte un ascenseur pourtant déjà programmé par d'autres usagers. Pendant les quelques secondes plutôt pénibles où, dans cet espace confiné et, il faut bien le dire, assez peu intime, tout le monde attend, les yeux dans les yeux, le redémarrage éventuel de l'engin. Il est fréquent alors de voir le nouvel arrivant confirmer son trajet, et consciencieusement ré-appuyer sur le témoin pourtant déjà allumé de l'étage convoité. Que le lecteur se rassure, nous n'irons pas, dans notre monomanie délirante, jusqu'à parler de placebo de bouton d'ascenseur !

La preuve séquentielle

Il y a environ vingt ans, John Garcia, psychologue américain, mettait en évidence certains mécanismes de spéculation chez l'animal. On place un rat face à un certain nombre de situations où sont combinées toutes les possibilités d'associations entre différents phénomènes : signaux sonores, chocs électriques douloureux, goût sucré (saccharine) et empoisonnement. Systématiquement, le rat établira une relation de causalité, parfaitement logique bien que totalement fausse, entre douleur et son, d'une part, empoisonnement et goût sucré, d'autre part. Jamais l'animal n'imputera la douleur à la saccharine ou l'empoisonnement au signal sonore et, de fait, il développera une aversion gustative pour les aliments sucrés. Tout aussi logiquement, il développera une préférence gustative pour un aliment qui lui aura été fourni juste avant qu'il ne récupère spontanément de son intoxication.

Nous revoilà dans l'effet placebo, ou plutôt dans ce qui fait très souvent croire à un effet placebo, alors qu'il s'agit en fait et plus simplement d'une série de coïncidences chronologiques. Il suffit que la guérison, comme c'est d'ailleurs souvent le cas, soit précédée par une consultation et une prescription de médicament, pour que la guérison soit attribuée à ce dernier. À la prochaine maladie, le simple fait d'absorber ce médicament, ou un autre, constituera le signe annonciateur de la guérison et, du coup, la favorisera. La grippe, par exemple, est une maladie à évolution en principe spontanément favorable. Généralement, elle évolue en deux temps, selon la séquence classique : invasion – amélioration – réaggravation – guérison. C'est ce qu'il est convenu d'appeler le « V grippal ». Si un médicament est donné tous les deux jours et que, par hasard, il tombe chaque fois avant l'un des temps d'amélioration, le malade et son médecin établiront forcément une relation de causalité, fausse mais logique, entre le médicament et l'évolution favorable de la maladie. « Chaque fois que j'ai pris ce médicament, je me suis senti mieux, juste après. » De la même façon, si un traitement est pris, comme c'est très souvent le cas, au moment de la ré-aggravation qui est généralement assez brève, la guérison normale qui lui succédera rapidement sera tout naturellement imputée au traitement. On devrait plus se méfier de la relation causale séquentielle qui, d'ailleurs, est retenue par les juristes, non comme une preuve, mais comme « présomption simple et non irréfragable ».

L'exploitation commerciale du phénomène

Les publicistes se servent délibérément, et sans vergogne, de ce type de mécanisme plus ou moins conscient. Ainsi une « publi-information » parue dans la revue *Marie-Claire* concernant une eau minérale italienne (l'eau pure étant, par définition, le plus pur des placebos). Le texte est particulièrement lyrique : « Au siècle dernier, aristocrates milanais, poètes et musiciens venaient en villégiature profiter de cette eau divine qui comptait, parmi ses vertus, de stimuler intelligence et inspiration... Peut-être est-ce ici même que Léonard de Vinci (qui y aurait trempé ses pinceaux) a puisé une partie de sa créativité et de son génie tant il est vrai que cette eau fantasque, un rien diva, un brin sophistiqué, a ce goût d'éternité qui symbolise toute l'Italie. » Il s'agit, subtilement, de créer ici un amalgame, une association d'idées : des créateurs et parmi eux, le plus grand, Léonard, ont bu de cette eau, donc il existe un lien entre le précieux breuvage et le génie. De plus, le génie étant éternel, comme chacun sait, il devient tout naturel de penser que cette source, moderne fontaine de Jouvence, amène l'immortalité.

C'est ce type de « preuve séquentielle » qui sera à l'origine de la majorité des croyances en l'activité de telle ou telle méthode thérapeutique révolutionnaire et miraculeuse, qui aura d'autant plus de chances de succès qu'elle concernera une maladie spontanément curable ou sujette à des variations symptomatiques plus ou moins rapides et imprévisibles. La sclérose en plaques, par exemple, est une maladie grave faite de poussées aiguës, avec apparition de déficits neurologiques, entrecoupées de phases de rémissions symptomatiques, ayant toutes les apparences d'une « guérison » plus ou moins complète. Ces rémissions ont des durées hautement variables, mais sont parfois très prolongées. De nombreux charlatans se sont vantés d'être capables de guérir cette affection grâce à leurs mystérieuses préparations, généralement coûteuses, et ont réussi à convaincre nombre de malades et de familles, uniquement à cause du caractère instable et pour le moment désespéré de la maladie. Le caractère labile et spontanément réversible des symptômes de la sclérose en plaques fait de ces malheureux patients des proies faciles alors que l'évolution régulière, progressive et inéluctable de la maladie de Parkinson la met en principe à l'abri des escrocs et des charlatans.

Séquence ou conséquence ?

De très nombreux facteurs sont en cause dans le mécanisme d'action du placebo, parmi lesquels la succession entre la prise d'un produit et la guérison d'un symptôme ou d'une maladie. Lorsque un individu a contracté l'« habitude » de guérir un symptôme avec une substance donnée, même inerte pharmacologiquement, il tendra à « reproduire » la guérison chaque fois qu'il recevra cette même substance. Il ne s'agit plus d'une coïncidence, mais d'un conditionnement à guérir qui, lui, fait indubitablement partie des mécanismes d'action du placebo.

Plus fondamentalement, il existe chez l'homme civilisé adepte, par nature, du culte scientifique, un véritable conditionnement au comprimé selon la séquence : maladie → consultation → ordonnance → médicament → guérison. Le simple fait d'absorber quelque chose qui ressemble à un médicament constitue déjà un signal prometteur de guérison ! Une expérience qui ne sera probablement jamais réalisée pour des raisons éthiques et, malheureusement, géopolitiques, consisterait à administrer, en double aveugle, des comprimés de placebo *versus* comprimés de produit actif à l'un de ces utopiques bons sauvages chers à Jean-Jacques Rousseau, c'est-à-dire à un sujet n'ayant jamais eu de contact avec la civilisation. Gageons que la première fois, au moins, l'effet placebo du comprimé inerte n'existerait pas, car le comprimé ne correspondrait à aucune représentation.

Un effet placebo très pur peut d'ailleurs facilement être obtenu chez l'homme en le conditionnant à réagir à un comprimé actif, puis à un comprimé inactif. Un patient insomniaque est conditionné à s'endormir sous l'action conjuguée d'un comprimé barbiturique et d'une lumière bleue. Progressivement, un placebo est substitué au somnifère. Le patient continue à s'endormir lorsque l'on allume la lampe bleue. Plus tard, il n'est même plus besoin de donner le placebo. L'*homo occidentalis* est bien conditionné à guérir sous l'effet des médicaments. L'acte de prescription qui inclut des lieux, des personnes, des procédures, des objets, des ingrédients, actifs ou non, remplace la lumière bleue et constitue en soi un signal précurseur de guérison. Anticipant sa guérison sous l'effet du signal-médicament, le patient amplifie la réponse thérapeutique ; c'est justement là que se situe une partie de l'effet placebo. Cet éclairage comportementaliste permet de comprendre que l'effet placebo puisse exister chez l'enfant et chez l'animal, tous deux parfaitement conditionnables par l'intermédiaire des parents et des maîtres.

LES DÉFENSES NATURELLES DES BIOLOGISTES

Levine, dans un des premiers articles de recherche biologique consacré au sujet, démontra expérimentalement le rôle des endorphines dans l'analgésie induite par le placebo. Ce travail est l'une des plus précoces publications non philosophiques ou épistémologiques consacrées à ce thème. Il porte sur les douleurs postopératoires en chirurgie dentaire (extraction de dent de sagesse sous anesthésie locale) et montre que l'analgésie susceptible d'être induite par le placebo disparaît sous naloxone, molécule inhibant spécifiquement l'action des substances opiacées. La conclusion logique de l'étude est que l'action analgésique du placebo a pour médiateur les endorphines, ces curieuses substances sécrétées par l'organisme, ayant une action équivalente à celle de la morphine et que notre organisme utilise, entre autres, pour lutter contre la douleur ou induire le plaisir. Cette étude a été rapidement contestée par Goldstein qui a montré que le spectaculaire effet analgésique de l'hypnose n'était pas antagonisé par la naloxone, ce que Gowdey interprète en supposant que les plus bas degrés d'analgésie induits par les placebos étaient sous-tendus par la suggestion et n'impliquaient pas de mécanisme endorphinique. L'hypothèse de Levine reste la seule, à notre connaissance, à proposer un mécanisme biologique plausible à l'action du placebo. Néanmoins, d'autres hypothèses pourraient être imaginées, faisant appel à la physiologie des mécanismes naturels de défense, puisque l'effet placebo représente, par définition, la conséquence directe d'un mécanisme naturel de défense favorisé ou, du moins, non entravé par la médecine.

Le cas de ce sujet âgé de 94 ans mérite d'être rapporté. À chaque printemps de sa longue existence, cet homme souffrait d'un formidable rhume des foins, source inépuisable de plaisanteries faciles pour son entourage. Le volume sonore de ses éternuements ne le cédait qu'à l'abondance de ses projections salivaires. À chaque printemps, donc, il éternua. À l'exception d'un seul, où pourtant, selon les historiens, le temps fut exceptionnellement ensoleillé et chaud, le sinistre printemps 1940, celui de l'exode où, fuyant l'envahisseur avec femme et enfants, il fut contraint de dormir dans les granges à foin, au beau milieu des champs de graminées. Pas une fois, il n'éternua cette année-là. Ce phénomène peut, de façon spéculative, il est vrai, être interprété comme une conséquence du stress et de l'augmentation de sécrétion de cortisol qui, classiquement, l'accompagne. C'est pour les mêmes raisons que peut être comprise l'absence quasi constante de symptômes allergiques aigus dans des situations telles que les examens oraux (par bonheur très souvent au printemps) chez les étudiants ou les interventions en public pour les orateurs et les comédiens. Cette hypothèse pourrait être assez facilement testée expérimentalement sur des sujets allergiques en situation d'examen. A priori, si le prescripteur de placebo sait se montrer convaincant, il devrait arriver à rassurer les étudiants sur leur risque d'allergie, donc réduire leur niveau de stress et, par conséquent, augmenter le nombre des éternuements.

La remarquable, mais très transitoire, efficacité

des « suggestions rassurantes » chez les parkinsoniens peut être interprétée de façon inverse. La maladie de Parkinson se définit essentiellement par une destruction progressive de certains noyaux gris centraux riches en dopamine, et se traite en fournissant un précurseur direct de ce neuro-transmetteur, la L-DOPA. La dopamine joue un rôle important dans la motricité volontaire, mais également dans le contrôle des émotions, ce qui permet de mieux comprendre l'extrême émotivité des patients souffrant de la maladie de Parkinson. Il peut être imaginé, toujours de façon spéculative, et dans une perspective économique, que le regain d'assurance donné par le médecin entraîne une sorte d'épargne en dopamine qui, dès lors, devient transitoirement plus disponible dans les noyaux gris centraux.

Ces exemples d'allègements, voire de disparition transitoire de certains symptômes, sous l'effet de facteurs non pharmacologiques, constituent des modèles utilisables pour mieux comprendre l'effet placebo qui, dans un sens large, peut-être même légèrement abusif, pourrait être défini comme « tout effet thérapeutique non spécifique observé dans une relation soignante, soit sans le recours, soit surajouté à une substance pharmacologiquement active ou à une méthode spécifiquement efficace ». C'est le fondement même de l'approche psychosomatique.

Psychothérapie des maladies graves

Qu'une intervention psychologique puisse complètement modifier le pronostic de maladies graves, l'idée n'est pas nouvelle. Certains psychanalystes, tel Groddeck, élève d'abord favori puis excommunié de Freud, ont décrit avec force détails comment ils guérissaient instantanément certaines maladies – un œdème généralisé, par exemple – par la seule vertu d'interprétations astucieuses, assorties de la bienfaisance d'une cure thermale et d'une diète sévère. Il existe actuellement un renouveau américain de cette approche, certains auteurs allant jusqu'à proclamer les succès éclatants de la psychothérapie, dans la prise en charge de certains cancers. Jacques Dantzer rapporte comment un psychothérapeute californien lui avait longuement écrit pour lui raconter comment il était parvenu à démontrer à l'un de ses patients que sa tumeur au poumon gauche provenait de ses problèmes professionnels. Du coup, il avait institué une psychothérapie destinée à faire disparaître ladite tumeur et, assuré par avance du résultat, il envisageait, dans un but scientifique bien sûr, de ré-exposer son patient à ses problèmes initiaux afin d'observer le retour éventuel de la tumeur !

L'expérience de Sklar et Anisman, effectuée en 1979, renforce cette idée. Des cellules tumorales inoculées à des souris prolifèrent plus rapidement et entraînent une mortalité supérieure si les animaux sont exposés à des chocs auxquels ils ne peuvent échapper. De façon encore plus subtile, il a été montré que, pour des rats, le fait d'être « informés à l'avance », c'est-à-dire de pouvoir anticiper les chocs, avait une influence : lorsqu'ils sont annoncé par un bruit ou une lumière, les chocs ne perturbent pas la prolifération des lymphocytes, alors que non signalés à l'avance, ils perturbent significativement la lymphoprolifération. Cette expérience démontre l'importance des facteurs dits subjectifs sur la croissance tumorale, et implique la mise en jeu de facteurs centraux d'intégration. L'étude de Visintener, Volpicelli et Seligman, publiée en 1982, est particulièrement intéressante à cet égard : chez le rat, une tumeur – sarcome Walker 256 en développement – est greffée par des injections sous cutanées, de façon à permettre une prise de la tumeur chez 50 % des animaux contrôlés. Tous les rats sont issus de la même lignée, et donc génétiquement comparables. Vingt-quatre heures après la greffe tumorale, pendant la période d'éclairement au cours de laquelle ils dorment, les rats sont divisés en trois groupes et placés dans trois types d'« environnement » différents. Le premier groupe, dit groupe témoin, est placé dans une cage où il est laissé en paix. Il servira de base de comparaison (groupe témoin). Le second groupe reçoit des chocs électriques douloureux sur lesquels il ne peut avoir aucune action. Il ne fait que les subir, sans échappatoire ni contrôle. Le troisième groupe reçoit, exactement en même temps, les mêmes chocs électriques douloureux, mais apprend vite à les contrôler au moyen d'une pédale qui non seulement interrompt les décharges qu'il reçoit, mais interrompt au même instant celles que reçoit le deuxième groupe. Le deuxième et le troisième groupe reçoivent donc rigoureusement la même quantité de courant, c'est-à-dire de stimulus douloureux, mais le troisième groupe, contrairement au second, acquiert le contrôle de la situation. Au bout d'un mois, tous les animaux sont sacrifiés et autopsiés. Dans le groupe contrôle, le taux de prise de la tumeur atteint 54 %, dans le deuxième il est de 63 % et dans le troisième 27 %. Il est donc possible d'affirmer que, dans les conditions de l'expérience, un stimulus douloureux, stressant dans l'acception commune du terme, représente une forme de traitement efficace de la tumeur cancéreuse, à condition que l'animal contrôle la situation.

Tumeurs cancéreuses et déficit immunitaire

Il est généralement admis, en cancérologie, que l'un des meilleurs éléments pronostiques du cancer du sein est représenté par le type de réaction des patientes, lorsqu'on leur révèle la nature de leur maladie : celles qui s'effondrent en disant que « tout est perdu et qu'elles n'ont plus qu'à attendre la mort » auraient un moins bon pronostic que celles qui répondent qu'« elles vont se battre et vaincre la maladie » *(fighting spirit)*. Galien ne soutenait-il pas déjà que le cancer du sein frappe davantage les femmes mélancoliques que les femmes sanguines ? Le fait que la possibilité de contrôler le stress douloureux ait, d'une certaine façon, un effet antimitotique chez le rat, devrait faire réfléchir tous ceux qui soignent le cancer. Ne serait-il pas utile, totalement indispensable même, d'associer encore plus étroitement le patient cancéreux, dans la mesure, bien sûr, de ses capacités morales et intellectuelles, au déroulement et à la logique de son traitement ? Ne serait-ce pas là une manière toute simple d'accroître le contrôle du stress représenté par le cancer et d'augmenter ainsi les chances d'un effet placebo que nul, dès lors, ne songerait à rejeter ?

De telles constatations nous amènent à la question de la parenté du système nerveux central et du système immunitaire. Tous deux ont des origines embryologiques communes et des transmetteurs chimiques, pour la plupart, identiques. Tous deux peuvent provoquer des réactions catastrophes en s'auto-attaquant. Attaque de panique et choc anaphylactique n'ont-ils pas en commun d'être des embrasements, auto-entretenus en boucle, de l'ensemble de l'organisme ? Dépressions nerveuses et maladies auto-immunes ne sont-elles pas deux types différents, mais comparables, de modalités suicidaires ? Ne parle-t-on pas d'ailleurs de dépression immunitaire ? La célèbre enquête publiée en 1977 dans le Lancet concernant la « dépression de la fonction lymphocytaire chez les veuves » montre que chez vingt-six veuves de Boston, étudiées deux et six semaines après la perte du conjoint, il persistait une diminution très forte de la fonction immunitaire des lymphocytes, en l'absence d'une anomalie du nombre de ces mêmes cellules. D'autres études épidémiologiques ont mis en évidence le fait que, par exemple, le début d'une polyarthrite rhumatoïde chez les femmes pouvait être lié à une forte proportion d'événements vitaux particulièrement difficiles à assumer. Là encore, un stress nerveux a amené un désordre immunitaire.

Parmi leurs nombreuses finalités, le système nerveux central et le système immunitaire ont une semblable capacité à communiquer avec l'extérieur, à stocker ou mémoriser certaines informations et à les rappeler. L'un comme l'autre sont hautement conditionnables. De plus, le système nerveux dit végétatif – sympathique et parasympathique – dont l'un des rôles est en quelque sorte celui d'une « Direction de la surveillance du territoire » est non seulement sous le contrôle du système nerveux central (gouvernement), mais semble jouer un rôle particulièrement important, aussi bien dans l'innervation des organes lymphoïdes (justice) que dans les réactions locales aux stimuli et agressions (police). Cette métaphore permet de mieux comprendre certains mécanismes psychologiques observés aussi bien en infectiologie qu'en cancérologie. Elle permet également de comprendre qu'un médecin rassurant, capable de donner un sens à la maladie et surtout au traitement, puisse provoquer chez son patient la mise en branle des systèmes neuropsychologiques et / ou immunitaires propres à contenir partiellement le processus pathologique et à augmenter l'efficacité du traitement. Que l'on appelle ces phénomènes écologie, magie ou effet placebo, peu importe !

Tension artérielle et tension psychique

Selon toute probabilité, les interprétations de l'effet placebo varient en fonction du système cible et concernent tout autant les systèmes nerveux que les systèmes immunitaires. En cardiologie, par exemple, l'hypertension artérielle, maladie précisément chiffrable, représente l'un des meilleurs modèles expérimentaux qui soit. Une étude australienne et anglaise portant sur des milliers d'hypertendus modérés, dûment informés et consentants, a permis d'étudier sur trois ans les effets du placebo comparativement à un médicament efficace. Grosse déception chez les chercheurs car, après cet important laps de temps, une proportion non négligeable d'hypertendus sous placebo était devenue normo-tendue. La déception fut d'autant plus grosse que lesdits chercheurs espéraient, à partir de cette étude, pouvoir définir les chiffres de tension diastolique à partir desquels le traitement s'imposait.

Il est bien probable qu'au moment de l'instauration du traitement, chez un certain nombre de sujets plus ou moins émotifs, la tension artérielle ait monté du fait de l'examen, pouvant provoquer une anxiété génératrice d'une hypertension dite nerveuse. Ce phénomène lié aux circonstances de l'examen est nommé par les Américains *white coat syndrom* ou syndrome de la blouse blanche. Ainsi, il a été montré qu'en général, mais de façon plus marquée chez certains sujets, la tension artérielle est plus élevée lorsqu'elle est mesurée par un médecin hospitalier que dans un cabinet en ville. Elle est également plus forte quand elle est prise par un médecin que par une infirmière. Elle est, à l'inverse, moins forte quand le patient la prend lui-même.

Ce phénomène est à rapprocher de l'effet connu

dans l'industrie, sous le nom d'effet Hawthorne (nom des usines de la Western Electric Company). Les ouvriers avaient été informés qu'afin d'améliorer leurs conditions de travail, l'intensité de l'éclairage allait être modifiée selon trois modalités différentes qui permettraient d'étudier leur rendement dans de bonnes conditions scientifiques. Avant même que les promoteurs de l'expérience n'aient eu le temps d'installer les nouveaux éclairages, le rendement des ateliers concernés était déjà significativement amélioré. C'est l'attention portée qui modifie le phénomène observé, fait majeur et souvent oublié ou négligé dans la recherche médicale et pharmaceutique. Dans l'étude que nous venons de citer, le fait d'être enrôlé dans une étude internationale par un cardiologue, promu de ce fait à une renommée non moins internationale, a probablement eu un effet rassurant *progressif* et a permis une normalisation de la tension artérielle. Faire baisser la tension psychique peut faire baisser la tension artérielle, ce qui est facile à expliquer de façon neurobiologique si l'on sait que la baisse de l'anxiété peut être obtenue artificiellement par une stimulation des récepteurs GABA qui ont pour propriété de réduire l'activité de la plupart des autres systèmes, dont les systèmes catécholaminergiques qui régissent aussi la pression artérielle.

Plusieurs conclusions peuvent être tirées de cet essai. La première est qu'avant d'entreprendre un traitement antihypertenseur, il faut réfléchir, multiplier les mesures, éventuellement demander un *holter* (mesure en continu sur vingt-quatre heures, même pendant le sommeil). La seconde est d'ordre éthique : est-il correct de prescrire à vie un traitement non dénué de risques et d'effets secondaires alors qu'un placebo est capable de guérir la maladie et qu'il suffirait, dans un grand nombre de cas, de rendre visite à son médecin une fois par mois pour être rassuré et normaliser ses chiffres ? La troisième est plus une interrogation : quelle est la part iatrogénique de certaines maladies ? Il a par exemple été montré que le syndrome d'attaques de panique, forme extrême d'angoisse paroxystique, est très répandu chez les patients atteints d'un prolapsus mitral [1], mais uniquement à partir du moment où le cardiologue leur en a, peut-être un peu trop hâtivement, parlé. Sans le savoir, ou en voulant trop bien faire, ce sont les médecins eux-mêmes qui induisent certaines maladies. Merci, Docteur Knock.

Les maladies psychosomatiques

Que l'organisme, sous la pression de forces psychiques, conscientes ou non, soit capable de déclencher des maladies dites psychosomatiques, ulcères, infarctus, asthme, eczéma, tumeurs peut-être, l'idée non plus n'est pas neuve. On a pu accuser certaines toxines, véritables poisons sécrétés dans des circonstances particulières, d'être à l'origine de processus organisés en cercles vicieux. Ainsi une situation de contrainte anxiogène augmente l'acidité gastrique chez un individu dont la muqueuse gastrique serait fragile. Cette augmentation d'acidité provoque un début d'ulcération, une gastrite, qui amène une sensation douloureuse, laquelle augmente l'angoisse qui augmente l'acidité, etc. Dans cette conception, l'effet placebo représenterait très exactement le contrepoint de l'atteinte psychosomatique, dans un mécanisme de type cercle vertueux : une consultation particulièrement rassurante et matérialisée par un « bon » comprimé réduit l'angoisse et l'acidité gastrique chez un ulcéreux. Cette réduction d'acidité diminue la

---

1. Anomalie le plus souvent totalement bénigne d'une valvule cardiaque.

douleur abdominale, d'où une réduction d'angoisse chez le patient qui réduit d'autant son acidité, etc.

De fait, il existe dans l'organisme des structures particulières appelées récepteurs qui fixent des substances, naturelles ou non, nommées ligands. Par exemple, les récepteurs aux substances opiacées fixent les endorphines, substances endogènes, mais aussi la morphine, substance exogène tirée d'une plante. Les ligands peuvent avoir plusieurs types d'actions sur les récepteurs : soit ils augmentent leur action, ce sont les agonistes, soit ils l'annihilent, ce sont les antagonistes, soit ils l'inversent, ce sont les agonistes inverses. Ainsi, en ce qui concerne les récepteurs GABA[1], très probablement impliqués dans les mécanismes de l'angoisse, des substances agonistes ont été mises en évidence : ce sont les tranquillisants (benzodiazépines), l'alcool, les barbituriques et peut-être les benzodiazépines naturelles synthétisées soit par l'organisme lui-même, soit apportées par l'alimentation[2]. Les Laboratoires Roche ont pu commercialiser un antagoniste, l'Anexate*, qui déplace les tranquillisants et supprime leur action : on l'utilise pour réveiller les sujets comateux ayant absorbé trop de benzodiazépines. Enfin, il existe toute une famille chimique, les bétacarbolines, capable de faire naître les symptômes inverses des tranquillisants : angoisse, insomnie, convulsions, mémorisation augmentée. Pour compliquer encore le problème, certaines substances semblent capables d'avoir des actions complexes, partiellement agonistes, partiellement inverses...

Si la nature a éprouvé le besoin de mettre en place des récepteurs aux benzodiazépines, ce n'est probablement pas uniquement pour faire gagner de l'argent à l'industrie pharmaceutique. Il est plus que probable

---

1. *Gamma amino butyric acid*.
2. Certaines plantes, telle la pomme de terre, seraient peut-être capables de fabriquer du valium.

qu'il existe des substances circulantes, des « endo-tranquillisants », mais aussi des « endo-angoissants ». En cas d'émotion, outre la noradrénaline et le cortisol, il semblerait qu'une sécrétion de ce type de substance intervienne, bien qu'aucune preuve formelle n'en ait été encore apportée. En cas de « tranquillisation », de relaxation, de méditation, chaque fois que nous nous calmons sans recourir à la pharmacologie, il est tout à fait possible et même probable que nous mettons en œuvre ce type de substance endogène. Certains sujets ont sans doute un tonus d'endo-tranquillisants ou d'endo-angoissants plus élevé que d'autres, ce qui les rend plus vulnérables ou, au contraire, moins accessibles à l'angoisse. Une des façons de se rendre compte de l'effet placebo d'un médecin et de sa façon de prescrire, en ce qui concerne l'angoisse, mais aussi les conséquences psychosomatiques de l'angoisse, c'est d'observer sa capacité à rendre un sentiment de contrôle de la situation à son patient et ainsi, à l'aider à mettre en place le fameux cercle vertueux anti-stress. Si la maladie est une aliénation, une perte d'autonomie et de liberté, l'effet placebo est, dans ce cas, une libération puisqu'il représente la capacité, pour chacun, de mettre en œuvre ses propres ressources de guérison. Favoriser les processus naturels de guérison ne fait-il pas partie des missions de la médecine ?

LE TRIANGLE DES PSYCHANALYSTES

Pour reprendre la phrase de J. Van Rillaer, « Le manager qui repose sur le divan de son psychanalyste quatre fois par semaine, de 14 à 15 heures, ne connaî-trait-il pas la même évolution positive s'il faisait une sieste banale ou agrémentée de sa musique favo-rite ? » En d'autres termes, la psychanalyse est-elle une technique spécifique ayant une efficacité claire dans des indications précises ou rentre-t-elle dans la cohorte des psychothérapies dites de soutien ? Serait-elle tout simplement une forme de déconditionnement ou de relaxation ? Une telle interrogation est fortement dérangeante pour un psychanalyste, car en règle générale, chaque spécialiste sous-estime l'effet placebo de sa propre spécialité, tout en reconnaissant celui des autres. Ainsi une enquête sur l'effet placebo publiée en 1971 montre que les chirurgiens le citent pour la plupart des spécialités mais jamais pour les interventions chirurgicales et que les psychanalystes le mentionnent pour toutes les psychothérapies, sauf une. Au lecteur de trouver laquelle !

Notre propos n'est toutefois pas ici de mettre en question l'efficacité thérapeutique de cette méthode. La psychanalyse s'est donnée pour mission d'éclairer certains phénomènes psychologiques obscurs dont le placebo fait assurément partie. Même si d'autres interprétations des phénomènes psychopathologiques existent, Sigmund Freud a fourni le premier système explicatif cohérent de la maladie mentale dans sa dimension névrotique, jusque-là analysée en termes de malédiction, de possession ou, en particulier au XIXe siècle, sur la base d'explications organicistes fumeuses. Sans préjuger de sa pertinence, la psychanalyse est porteuse de sens, par conséquent de réassurance et, parfois, de soulagement. Curieusement, pourtant, les textes psychanalytiques de fond concernant l'effet placebo sont très peu nombreux, comme si le sujet sentait trop le soufre.

La maladie en général et la maladie mentale en particulier représentent un accident de parcours, un incident dans une trajectoire en principe cohérente, une perte de sens, une injustice. Chaque fois qu'un patient va voir un médecin ou un guérisseur, c'est avant tout une explication qu'il recherche. « Votre fièvre est due à une angine, ce qui signifie qu'un microbe a rendu votre gorge douloureuse et inflammatoire et que votre organisme se défend en élevant sa température. » D'autres systèmes explicatifs existent, depuis le maraboutisme africain, qui attribue la maladie à un sort jeté par une femme ayant réussi à se procurer un fragment de tissu humain – cheveu ou ongle – de la victime, jusqu'à la biologie moléculaire qui traque les mécanismes pathologiques au plus intime de la matière vivante. L'apport de sens soulage, soigne même. Il représente donc un facteur non spécifique. C'est l'essence de l'effet placebo.

Croire, plaire et s'aliéner

Pour Tribolet, la place du placebo se situe au centre du triangle : croyance – séduction – aliénation. À l'image du gentil Nounours ou du bout de tissu fétiche de notre petite enfance, le médicament prescrit tiendrait la place de l'objet transitionnel (Winnicott), c'est-à-dire d'un objet qui n'est plus tout à fait l'Autre – généralement la mère – pas encore Moi, mais un peu des deux. C'est un objet que je peux tenir, sucer, avaler même et qui m'a été donné, ici, prescrit par cet Autre. Il est dans l'espace intermédiaire qui sépare – et relie – chacun de nous à l'Autre. Dans la relation médicale, il existe d'emblée un phénomène de régression de la part du patient infantilisé, car affaibli, face au médecin savant et puissant, détenteur d'un redoutable pouvoir de vie et de mort et qui, souvent, cultive plus ou moins consciemment ce déséquilibre où il trouve narcissiquement son compte.

Le médicament est comme un fragment du langage médical, il est aussi une partie du corps du médecin, dégluti et incorporé par le malade. La médecine occidentale, qui utilise majoritairement des traitements oraux, s'appuie beaucoup sur la croyance, à l'image de l'Église qui insiste sur la présence réelle du corps du Christ dans l'hostie. C'est le dogme cannibalique de la transsubstantiation. Ne peut communier, sous peine de blasphème et par conséquent de damnation éternelle, que le fidèle, celui qui croit absolument à la présence divine, une, anatomique et charnelle. Celui qui est capable de tout avaler, au propre comme au figuré. Croire c'est admettre, sans désir ni possibilité de vérifier. Aucun dosage, si sophistiqué soit-il, ne permettra jamais de trouver la moindre trace de cellule divine dans l'Eucharistie ou de molécule active dans les hautes dilutions homéopathiques. Il faut croire pour guérir. La croyance a toujours été au cœur de la relation médecin-malade. Seuls les agnostiques, mauvais sujets à l'image du Don Juan de Molière, osent ne pas croire : « Comment Monsieur, vous êtes *aussi*[1] impie en médecine ? »

Selon la psychanalyse, s'il repose sur la croyance aveugle, l'effet placebo nécessite aussi une séduction du patient. Le médecin peut représenter à la fois une mère, nourricière et protectrice, et un père, rival dangereux et puissant, sur qui transférer ses affects infantiles. Il faut séduire le parent médecin, lui plaire et pour lui plaire, guérir. Comme le petit enfant qui se décide à manger pour faire plaisir. Une cuillère pour Papa, une cuillère pour Maman... En prescrivant, le médecin met un peu de sa personnalité dans sa prescription : c'est le « médicament médecin » de Michaël Balint, la part du médecin que l'on avale avec le comprimé, les quelques milligrammes de transfert. Dans ce contexte de demande d'amour et de dépendance, le médicament délivré a toutes les chances de se charger de sens.

Il faut croire et aimer aveuglément pour guérir. Que demande d'autre le médecin qui prescrit illisiblement,

---

1. C'est moi qui souligne.

tout en maudissant secrètement ses malades, surtout lorsqu'il s'agit de confrères ou d'enseignants qui se mêlent de vouloir tout comprendre et à qui il faudrait tout expliquer, sans parler de ceux qui possèdent un Vidal et qui ont le culot de vérifier les prescriptions et leurs effets secondaires! Tous des insoumis! De façon générale, la médecine exige la soumission. Comment expliquer autrement qu'à l'hôpital, les malades sont presque perpétuellement couchés, en tout cas doivent l'être au moment de la visite du patron, alors que dans les trois quarts des cas au moins, leur état n'exige nullement l'alitement à temps complet? Accepter qu'un Autre vous soigne, c'est accepter la dépendance et l'aliénation.

L'effet placebo n'est-il finalement que le stigmate de l'aliénation subie et acceptée? Ou bien est-il un déplacement de la maladie qui représente l'aliénation suprême? Il se situe probablement entre les deux, objet transitionnel, trait d'union entre médecin et malade, symptôme et guérison, liberté et aliénation.

Le réseau des sociologues

Bien que, par définition, l'état pathologique ne soit pas, a priori, une partie de plaisir, la maladie n'en reste pas moins un vecteur de communication. Être malade, c'est encore faire partie du corps social.

La communauté des malades

Autrefois, la lèpre imposait le port d'habits spécifiques, reconnaissables de loin. Une crécelle complétait l'équipement et permettait une identification rapide. Le comportement du lépreux était défini avec précision, la distance à respecter avec le bien-portant réglementée. Des communautés existaient, avec leurs lois, leurs rites, leur hiérarchie. Un réseau de maladreries avait été créé, notamment en Angleterre, préfigurant le secteur psychiatrique. Plus tard, la tuberculose a joué le même rôle. Jusqu'à l'avènement des antibiotiques, contracter le bacille de Koch, c'était un peu comme entrer en religion. Il fallait pratiquement tout abandonner, famille, métier, possessions, aller dans des couvents nommés *sanatoria* et s'y soumettre à des rites sociaux particuliers. Même les valeurs traditionnelles étaient changées, notamment en ce qui concerne la sexualité, qui était beaucoup moins réprimée en ces lieux de réclusion, à une époque pourtant particulièrement pudibonde. « Cette maladie et la fièvre qui l'accompagne, augmentent leurs besoins dans ce domaine. Vous comprenez, c'est à peu près tout ce qui leur reste. » L'enfermement et l'isolement de certains sanas en arrivaient, paraît-il, à les transformer en maisons vraiment closes ! Pareillement, jusqu'à l'aube des années soixante-dix et parfois même plus tard, lorsqu'un individu était frappé de folie, il était expédié à l'asile d'aliénés. Là aussi, il lui fallait accepter certains rites. Le port d'un uniforme généralement gris était imposé, les ceintures interdites étaient remplacées par des ficelles. Comme à l'armée, les internés avaient droit à leur distribution régulière de tabac gris. Le montant du pécule distribué tous les mois était fixé par la loi qui l'avait indexé sur le prix du timbre-poste.

Dans un registre moins dramatique et plus trivial, le fait de tomber malade oblige chacun d'entre nous à se soumettre dans une organisation, appelée Sécurité sociale. Seigneur des Temps modernes, celle-ci possède ses règles propres, son administration, sa hiérarchie, sa police (contrôles), sa clientèle (les pensionnés). Ses prérogatives sont tellement étendues qu'elles sont devenues un sujet de plaisanterie pour les chansonniers. Tout citoyen de la République est tenu d'accepter la dictature guichetière de la SS, promue religion d'État. Le rituel est obligatoire sous peine de relégation sociale. L'ancienne dîme, fortement revalorisée et rebaptisée cotisation, fait désormais partie des devoirs nationaux. Devant ce moderne autel où chacun se prosterne, le plus orgueilleux se fait modeste. Le citoyen n'est plus qu'un assuré ou un assujetti. Il doit attendre patiemment son tour, fournir avec obéissance, et dans l'ordre, les multiples papiers exigés dont il manque forcément le plus essentiel, subir les rebuffades, accepter les retards, les sanctions même. Véritable État dans l'État, en cas de désaccord, la Sécurité sociale force chacun, du plus humble au plus puissant et dans un bel esprit démocratique, à solliciter un recours qualifié, avec humour, de « gracieux » où, dans une belle parodie de justice, l'administration se fait à la fois juge et partie.

Le langage de la maladie

Du coup, loin d'isoler celui qui en est atteint, la maladie insère l'individu atteint dans un réseau social précis. Lorsqu'un malaise apparaît, le premier devoir du citoyen est de se faire examiner par un médecin. Le principal vecteur de communication du malade est le symptôme qui devient en quelque sorte un langage. Le médecin devient hiérarchiquement le hobereau, le patient, son vassal. Le docteur n'est pas payé, terme trop vulgaire, mais « honoré ». Il rédige des documents qui sont des « ordonnances ». En dehors de la mère et de son nourrisson, il est le seul à avoir légalement le droit de porter unilatéralement la main sur les parties génitales, le seul à pouvoir inciser le corps d'autrui, le mutiler. Il peut « arrêter » son patient (de travailler), décider de l'invalider, de l'interner même.

Lui seul a le droit de décréter que quelqu'un est mort. Face à un tel pouvoir, le malade n'a que son symptôme à offrir[1]. Grâce à lui, il est pris en compte, écouté, soigné, materné. Tant qu'il présente un symptôme, un malade a, en principe, l'assurance d'être reçu par un médecin. Le symptôme devient le lieu d'un commerce, l'enjeu d'une relation. Bien entendu, si le symptôme est essentiellement objectif, comme par exemple une fièvre grippale, les choses sont assez simples et le contrat de soin est explicite. Peu de place est laissée à la fantaisie. Tout se complique en cas de signe fonctionnel, notamment dans les maladies chroniques. Les deux acteurs ont besoin de reconnaissance, de réassurance, gages de solidité pour leur relation. C'est probablement ici qu'intervient l'effet placebo. Si l'on admet que le signe fonctionnel représente en quelque sorte le langage de la maladie, le porte-parole de la lésion, on peut concevoir que le patient, en fonction de l'état de la relation avec son thérapeute, s'améliore s'il est satisfait, s'aggrave s'il veut sanctionner, se chronicise s'il veut garder l'attention du docteur.

Une relation particulière

Dans un dessin humoristique trouvé il y a quelques années dans un quotidien américain, un patient déclare à son médecin : « Docteur, si vous me prescrivez un médicament placebo, je vous paierai avec de l'argent placebo. » Outre l'aspect purement comique,

---

1. C'est peut-être ce pouvoir exorbitant qui explique pourquoi l'autre pouvoir, le vrai, le pouvoir politique, quelle que soit sa tendance, de droite ou de gauche, semble prendre un malin plaisir à maltraiter la médecine et ses représentants. Nos princes modernes ne peuvent plus tolérer d'être vus dans le plus simple appareil, ou alors uniquement dans des lieux à eux seuls réservés, comme le Val-de-Grâce. Mais chut... Secret militaire !

il existe là une vérité plus grave. Le médecin est payé en espèces sonnantes et trébuchantes, pour ses soins objectifs, palpables, concrets, quantifiables. L'acte thérapeutique fait l'objet d'une cotation précise, due, puisque remboursable par la Sécurité sociale. En revanche, la seule récompense de ses soins subjectifs, de sa gentillesse, de son charisme, de sa compétence, de sa disponibilité, en un mot, de son habileté relationnelle, c'est la satisfaction de son client qui ne peut se manifester que d'une seule façon, la disparition de ce qui le fait souffrir, c'est-à-dire de son symptôme. L'effet placebo induit par le médecin est payé par une amélioration placebo du malade. Peu importe donc qu'il se présente ou non avec une maladie organique, le malade se présente avec un gage, le symptôme. Le médecin, outre ses soins objectifs et rémunérés, offre, en prime, une qualité particulière de relation. Si celle-ci convient au malade et aux circonstances, l'effet placebo pourra représenter une récompense, une prime, pour les deux protagonistes. Si la relation est insatisfaisante, inadéquate, la sanction tombe, le symptôme persiste, voire s'aggrave, c'est l'effet nocebo. Amélioration ou aggravation, l'effet placebo fait partie du langage social de la médecine.

La thèse de la culpabilité

Plus la maladie est source d'angoisse, plus elle amène d'incertitudes, d'appréhension, de doutes, d'interrogations, plus massive sera l'attente. Peu importent l'âge, le sexe, le quotient intellectuel, le milieu social. Si le médecin est rassurant, sûr de lui et de sa science, s'il consacre du temps, de l'attention, de l'indulgence, de la compréhension, si en un mot, il apporte du sens et de la chaleur, il pourra espérer favoriser et amplifier l'action de son traitement. C'est sur un limon d'angoisse et d'espérance que s'enracine et croît l'effet placebo, composante majeure de l'effet thérapeutique.

Perte d'intégrité individuelle, la maladie est le douloureux rappel de notre condition de simples mortels. De ce fait, elle représente une blessure narcissique, brèche ouverte dans l'image idéale de soi que chacun porte. Et puisqu'il faut bien une explication, la maladie sera interprétée comme une punition, châtiment divin d'une faute originelle que seule la mort permettra d'expier. La religion judéo-chrétienne en fait ainsi une épreuve envoyée par Dieu pour mettre à l'épreuve les mortels ; c'est le sens de la parabole de Job que cela n'empêche d'ailleurs pas de faire une véritable réaction mélancolique de deuil. Une épidémie, un malheur collectif sont aussi considérés comme une punition divine venue sanctionner une faute commise soit par le souverain, soit par l'ensemble du peuple. Les Égyptiens, collectivement coupables puisque leur chef Pharaon avait refusé d'affranchir les Hébreux[1] eurent ainsi à subir les douze plaies. Souvent, c'est le sacrifice d'une victime désignée comme bouc émissaire que les prêtres médecins de jadis utilisaient à titre d'exorcisme. À Athènes, un certain nombre de personnages, prisonniers, errants, déviants, étaient ainsi gardés, élevés, choyés même, en prévision d'un éventuel malheur, guerre, catastrophe naturelle ou épidémie. Lorsque l'un de ces malheurs arrivait, ce qui ne manquait jamais de se produire en ces temps difficiles, le Pharmacos était extrait de sa « réserve », vêtu richement, paré de bijoux et finalement, juché sur un char décoré. Il était ensuite promené dans les rues de la ville, jusque dans

---

1. Selon la version biblique, car l'esclavage n'aurait jamais existé dans l'Égypte classique. L'histoire du conflit de Moïse avec son maître – ou son père (?) – Pharaon serait en fait beaucoup plus compliquée et triviale...

ses moindre recoins afin d'en mieux exorciser le mal, en extraire le moindre miasme, le tout sous les ovations et la vénération de la foule. Enfin, il était au mieux expulsé, au pire exécuté. C'est probablement parce que l'intention thérapeutique était évidente dans ce rite que le nom de Pharmacos donné à ces malheureux est devenu l'ancêtre de la pharmacologie.

La plupart des religions et des cultures ont entretenu le sentiment de culpabilité qui, d'un simple point de vue de marketing, permettait aux prêtres-médecins, sorciers-hommes médecine, haruspices et autres thaumaturges de s'attacher plus solidement leur clientèle. Comment ne pas révérer un personnage qui se présente comme intermédiaire entre soi et la divinité vengeresse, l'intercesseur unique, personnage obligé pour celui qui implore la guérison ? Il n'est pas du tout certain que, même dans ce siècle plein de certitudes et de progrès scientifiques, le médecin ait totalement perdu cette fonction sacrée. Bien que les ouvrages de vulgarisation aient probablement contribué à détourner une partie de la patientèle vers les guérisseurs patentés ou non, il n'en reste pas moins que le Docteur a gardé une partie de cette aura, mystérieuse et redoutable, détenteur de secrets inaccessibles, garant d'une rédemption ardemment souhaitée. Et à bien regarder ce qui se passe ailleurs, dans d'autres cultures, là où la médecine ne repose pas sur un fondement scientifique comme en Occident, on découvre d'ailleurs des pratiques aux motivations étonnamment semblables. À la rencontre de l'autre et à la découverte du même ?

4

Autres temps, autres lieux, autres mœurs ?

Socrate rencontra un jour Charmide, jeune homme qui souffrait de violents maux de tête. Il suggéra d'utiliser un remède qu'il tenait d'un médecin venu de Thrace. C'était une feuille qu'il fallait associer à une incantation, mais, pour le philosophe, « sans l'incantation, le remède n'avait aucun effet ». Toujours selon Socrate, ce médecin thrace diffusait un enseignement très remarquable : « Notre roi qui est un dieu affirme que, s'il ne faut pas guérir les yeux sans la tête, ni la tête sans les yeux, il ne faut pas non plus traiter la tête sans l'âme et que, si la plupart des maladies échappent aux médecins grecs, la raison en est qu'ils méconnaissent le tout dont ils devraient prendre soin ; car, quand le tout est en mauvais état, il est impossible que la partie se porte bien. En effet, c'est de l'âme que surviennent pour le corps et pour l'homme tout entier, tous les maux et tous les biens, ils en découlent comme ils découlent de la tête dans les yeux. C'est donc l'âme qu'il faut avant tout soigner si l'on veut que la tête et les yeux soient en bon état. » Dans ce texte qui devrait être mis en exergue de toute publication psychosomatique, se retrouve tout entière l'opposition entre l'Asie, où la médecine est fondamentalement globalisante et uniciste, et l'Occident qui ne croit qu'à une médecine d'organes, de symptômes et, pour parler psy, de « relation d'objet partiel ». Mais comme dans sa définition élargie, l'effet placebo représente justement tout ce qui, dans et autour de la prescription ou de la réalisation de l'acte médical, augmente la puissance normalement attendue d'une thérapeutique « scientifique », il n'est pas sans intérêt pour notre propos de chercher à connaître les méthodes utilisées dans ces cultures où les résultats obtenus ne sont pas fondés sur une théorie physiologique à l'occidentale mais sont dépourvus d'assise scientifique.

LE PARDON DE L'ARBRE

Le marché vaudou de Lomé au Togo est un lieu fascinant pour qui s'intéresse aux processus thérapeutiques. Hypermarché de l'envoûtement et de la magie, il offre aux regards des chalands une multitude de baraquements précaires devant lesquels sont étalés, dans un fouillis indescriptible, des poupées-effigies bizarres, parfois vaguement inquiétantes, ainsi que des débris animaux et végétaux, plus ou moins identifiables : chauves-souris, reptiles, rapaces nocturnes, rongeurs et prédateurs variés, tous dans un état de décomposition plus ou moins avancée. La cacophonie mercantile contribue à créer une ambiance tropicale que vient encore colorer une incroyable polyphonie olfactive. Après le rituel marchandage et en fonction de l'indication du client venu faire soigner ou envoûter telle ou telle personne de sa connaissance, le sorcier choisit l'un des ingrédients de son étal, par exemple une plume s'il s'agit de traiter le mal des transports aériens ou une noix d'acajou pour les pertes de mémoire. Il entraîne ensuite le patient dans sa case, demande le prénom de la personne concernée et se lance dans une danse rythmée par une mélopée dans laquelle il est possible de discerner le prénom en question. Enfin, il remet, moyennant finances, l'objet désormais puissamment chargé de pouvoirs mystérieusement magiques.

Les figurines magiques qui représentent, de manière plus ou moins réaliste, la personne à envoûter, ont également une importance particulière dans tous ces rituels. Les descendants des Africains établis aux Antilles en font toujours un large usage, qui transpercent ou enterrent ces fameuses statuettes. Tous les ésotéristes savent d'ailleurs que l'anagramme d'image n'est autre que magie. Que font d'autre nos modernes chirurgiens qui opèrent maintenant sur des images télévisuelles grâce à leurs microbistouris téléguidés ? De façon plus générale, le rituel africain, même abâtardi pour cause de séduction touristique, évoque, en les épurant, bon nombre de coutumes de la médecine occidentale. Lorsqu'un patient se présente dans une pharmacie, les interminables alignements de boîtes n'ont aucune signification pour le non-initié et demeurent sans pouvoir thérapeutique avant l'acte de prescription[1]. Ils sont symboliquement inertes. Après un rituel compliqué appelé consultation, le sorcier appelé « médecin », généralement revêtu d'une robe blanche spéciale, invoque la maladie en l'affublant d'une appellation mystérieuse : « – Docteur, je n'ai plus mes règles. – Madame, vous souffrez d'aménorrhée ! – Docteur, j'ai des boutons. – Monsieur, vous présentez une éruption érythémato-phlycténulaire ainsi que des lésions maculo-papulaires. » La transcription médico-jargono-phasique est, il faut bien l'avouer, autrement plus chic que l'évocation populaire ! Peu importe qu'elle représente exactement la

---

1. Exception faite des produits dits « non éthiques » ou « par-dessus le comptoir » (*OTC* ou *Over The Counter*) qui sont en vente libre. Réputés inoffensifs, ils sont considérés, à tort parfois, comme peu puissants.

même réalité, c'est de la Science. Le médecin inscrit ensuite le nom d'un produit, de préférence de façon non déchiffrable, sur une feuille désormais sacrée (interdiction formelle de modifier, même d'un iota, le contenu d'une ordonnance). Ce n'est qu'à partir de ce moment précis que le médicament, dont le nom évoque souvent le mal, acquiert une puissance thérapeutique. Il se charge de sens et de pouvoir. Bien au-delà de la vulgaire pharmacologie.

La magie animalière n'est d'ailleurs pas tout à fait absente des rituels occidentaux. Un hypnotique récemment développé par un grand laboratoire français a adopté comme logo un ours endormi. Il s'agissait d'invoquer non seulement l'ours capable de dormir du long sommeil de l'hibernation mais aussi le brave Nounours, bon génie rassurant de nos nuits enfantines. Bonne nuit les petits! Lors de son développement international, il a pourtant fallu retirer ce logo au Japon, pays à la symbolique particulière où l'ours représente la mort. Nous ignorons quels ont été les sentiments des ex-pays satellites de l'URSS où l'ours représente un *big brother* quelque peu inquiétant. Mais comme la mode des hypnotiques a vite changé, le logo commercial a dû être modifié. Ce qui est maintenant demandé à cette classe thérapeutique, ce n'est plus tellement de faire dormir la nuit, car rien n'est plus facile, mais avant tout, de ne pas altérer la qualité de l'éveil ni la vigilance diurne. Magiquement, le Nounours s'est donc réveillé pour être représenté en train de marcher et pour marquer sa glorieuse puissance internationale, notre sympathique personnage s'est retrouvé muni d'une valise porteuse d'étiquettes correspondant aux multiples pays où il est développé. Ainsi, sous couvert de communication, les médicaments peuvent nous ramener à des époques lointaines où l'invocation rassurante d'un animal, certes redoutable, mais contrôlé, immobilisé, apprivoisé par l'image rupestre, nous permettait de dormir sur nos deux oreilles.

Si l'effet placebo représente l'écart entre l'effet thérapeutique constaté et l'effet pharmacologique prévisible, il est bien évident que ce phénomène doit passer par une recherche de sens. Le traitement doit s'amalgamer à la culture locale. L'équipe psychiatrique du docteur Collomb, de l'hôpital de Fann, près de Dakar au Sénégal, a parfaitement saisi l'importance de ce facteur qu'elle a largement utilisé en instaurant une collaboration étroite avec les sorciers africains, rebaptisés pour la circonstance, « psychiatres traditionnels ». Cette synergie lui a permis d'obtenir ce « plus » thérapeutique, si nécessaire à la guérison, chez des Africains totalement étrangers au rituel médical occidental. En utilisant deux relais à leurs prescriptions, l'interprète local et le « psychiatre traditionnel », les médecins français acquéraient une double appartenance : la puissance du grand sorcier technologique blanc que rendait intelligible et légitimait la reconnaissance implicite du guérisseur local. À partir de ce moment, on pouvait à bon droit escompter une amplification de l'effet des thérapies occidentales en Afrique.

Dans tous les cas, l'homme-médecine cherche, à travers un système spécifique d'interprétations, à comprendre et amplifier le pouvoir chimique des produits qu'il utilise. Ce résultat peut d'ailleurs être obtenu par une multitude de moyens. Ainsi, pour que son médicament agisse, un médecin occidental se vit-il demander par un de ses patients Masaï de cracher sur le comprimé, avant de le lui remettre. Une partie du médecin pouvait alors, dans une symbolique de transsubstantiation, être absorbée avec le cachet auquel elle conférait toute sa puissance. Chez les Toucouleurs, le remède de brousse est utilisé par le *biledio*, le bon sorcier-guérisseur, pour protéger le malade contre le *doëm*, le méchant sorcier qui dévore ses victimes. Même si, comme c'est probable, certaines des plantes employées ont bien une action pharmacologique spécifique, il est clair que l'interprétation de leur activité est tout autre qu'en Occident. Les Wollof et Lebou du Sénégal fondent leur thérapeutique sur le pouvoir du Jabbarkat, « maître des poudres et des racines ». La cueillette est le moment clé de la naissance du remède. Selon Collomb, « la plante est reconnue comme individu pris dans le réseau des relations qui unissent tous les existants ». Lors de l'enlèvement du fragment, le Jabbarkat demande permission et pardon à l'arbre, lui fait des offrandes, faute de quoi le remède végétal ne pourra pas acquérir de pouvoir thérapeutique contrôlable ou prévisible, ni donc d'effet placebo.

La liqueur de l'effroi

Dans la culture islamique, dès le Moyen Âge, les remèdes tiraient leur efficacité de leur enveloppe symbolique autant que de leurs composants. Selon Avicenne, la prescription devait absolument s'accompagner d'un rituel de fabrication, d'application et de consommation. Trois moyens étaient utilisés : le toucher, l'incantation et la nomination. La main du thérapeute joue en effet un rôle particulièrement important dans la médecine arabe. L'incantation qui est aussi une nomination fait partie des recommandations techniques de prescription. Inscrite sur un support concret – papier, tissu, coquille d'œuf, etc., elle s'incarne physiquement dans le processus thérapeutique. De nombreux écrits sont consacrés « à la manière de procéder avec les noms, les carrés magiques, les miroirs d'encre et les versets coraniques ». C'est un *hadith*, une tradition, attribué à Mahomet qui serait à l'origine de ce rituel, affirmant qu'il existe « une sorte de parole qui n'est autre que la magie ». Là encore, en médecine occidentale, la palpation par la main du médecin

– même si, selon le dicton, elle est moins efficace que la langue de chien – est un rituel obligatoire et très investi, préalable à l'incantation ou diagnostic et à la nomination du remède obligatoirement inscrit sur un support concret, l'ordonnance, que nombre de patients gardent sur eux.

On sait qu'un remède, pour obtenir l'effet supplémentaire qui amplifie son action pharmacologique, doit figurer dans la culture de celui qui l'utilise ou s'y intégrer. Au Maroc, de nombreux produits étrangers font désormais partie intégrante de la pharmacognosie traditionnelle. C'est le cas de l'aloès, du benjoin, du bois d'agaloche, de la gomme mastic et de l'encens. Avec le temps, ils ont tous fini par être nommés en arabe dialectal et incorporés au rituel des pratiques thérapeutiques locales. En revanche, les médicaments produits industriellement et importés n'ont pas de nom local, sont intraduisibles autrement que par une translittération en caractères arabes dénuée de tout sens. Ils ont probablement plus de difficultés à s'intégrer dans une symbolique.

Pourtant, certains médicaments ont réussi leur intégration grâce à ce que Taoufik Adohane a appelé avec bonheur le « métissage culturel ». Dans les pays du Maghreb, la forme galénique est au premier plan des préoccupations thérapeutiques. Cette exigence a amené des détournements parfois inattendus de médicaments tant dans leurs présentations que dans leurs indications premières. C'est ainsi que certaine pommade ophtalmique est prescrite en tisane, après dissolution, par les guérisseurs comme remède souverain contre les coliques. L'aspirine est pilée et appliquée sur les éruptions. Cette pratique, notons-le, n'est d'ailleurs pas très éloignée de l'habitude observée dans certaines campagnes françaises d'appliquer un comprimé d'aspirine *in situ*, sur la dent douloureuse. De même une préparation effervescente, pour être efficace, doit être avalée pendant l'effervescence et non après[1]. Toute affection interne ne peut être traitée que par un remède liquide, puisque ce n'est que sous cette forme qu'il pourra atteindre l'organe cible, alors qu'une affection cutanée sera obligatoirement traitée par emplâtre, ce qui amènera à piler certains comprimés et à les incorporer à une pâte.

Les Juifs séfarades, implantés en Afrique du Nord, ont développé une culture qui représente un compromis entre le judaïsme et les pratiques berbères et arabes. Alain Amar rapporte certaines thérapeutiques bien particulières. Voici ce qu'il écrit dans des souvenirs non encore publiés qu'il a bien voulu m'autoriser à reproduire :

« Je sais [...] qu'à l'âge de trois ou quatre ans, Léon avait souffert de fièvres inexpliquées ; ses parents firent venir une matrone qui proposa de le guérir, en le léchant sur tout le corps pour prendre son mal... et mon père guérit ! »

J'ai assisté, vers l'âge de cinq ans, à une scène étrange se déroulant chez mes parents. Ma mère et Simha, sa mère, avaient fait venir un jour une sorte de gourou hirsute, présenté comme un « saint » homme, un *toleb*, profondément religieux, qui jeta dans un *canoun* (récipient de cuisson au charbon, en terre cuite), et les charbons ardents qu'il contenait, une pincée d'une poudre mystérieuse (à base d'alun, de graines de caroube et de... je ne sais quoi), savamment dosée, au cours d'un rituel lent, solennel. Il psalmodiait d'une voix rauque des formules incantatoires. Tout à coup, il s'écria qu'il apercevait le mauvais œil, *aïn haraa*, qu'il prétendait identifier dans une

---

1. Cette croyance n'est d'ailleurs pas réservée aux pays du Maghreb. Dans mon service, une Antillaise, « agent de surface », expliquait patiemment aux malades que le fait de boire un verre d'eau juste après avoir absorbé un médicament effervescent en annulait complètement l'effet : l'eau sans bulles lave et annule l'eau avec bulles !

forme biscornue issue de la combustion du charbon et de la fameuse poudre. Il retira le mauvais œil, qu'il refroidit, pila et versa dans de petits étuis de cuir contenant également de minuscules parchemins revêtus de caractères hébraïques souvent illisibles, nommés *ktav hamalakhim*, « écriture des anges ». D'un naturel curieux, j'ai d'ailleurs, en cachette, ouvert un jour un de ces étuis pour savoir ce qu'il contenait : je n'y ai trouvé que de la poussière et un petit manuscrit illisible, sur parchemin. Nous devions tous porter ces étuis autour du cou, selon les conseils du saint homme, pendant plusieurs mois, pour éloigner le mauvais œil, la peur, la maladie (*sic !*). Ce guérisseur était convaincu de ce qu'il faisait, et se mettait en position d'intermédiaire, d'intercesseur entre les patients et les grands initiés détenant savoir et sagesse. Ces pratiques avaient un lien évident avec la magie et l'influence berbère était de ce fait puissante.

Alain Chouraqui... fournit de précieux détails sur les rites entourant l'accouchement. Il nous raconte :

« C'est au nouveau-né mâle, encore fragile et vulnérable, tant qu'il n'aura pas été circoncis, qu'on accorde la plus grande attention. L'accouchée elle-même a besoin d'être protégée, car étant encore plus vulnérable et souvent déprimée, à la suite de l'enfantement, elle est exposée à de mortels dangers. Dès l'accouchement, on se prémunit contre toute éventualité, en déployant toute une série de moyens : l'accoucheuse trace sur le front du bébé un trait magique, *khemoussa*, avec du noir de fumée ; on lui attache au bras un sachet garni d'alun, de graines de harmel et d'oudiat (cauris) destinés à écarter le mauvais œil et les mauvais génies. Certaines familles [...] suspendent au-dessus de la porte d'entrée la tête d'un coq, des couronnes de pâtes cuites, cinq piments rouges et quelques épines. Sous le matelas du nourrisson, à côté de sa tête, on place un couteau et du sel pour écarter les mauvais génies et la frayeur. Le nouveau-né, sans prénom encore, pendant les sept premiers jours qui précèdent la circoncision, est appelé *deif* (invité, hôte) afin de tromper les démons. Au lendemain de l'accouchement, le rabbi apporte à l'accouchée des *hzabot* [...], feuilles imprimées contenant des dessins bénéfiques de " main " et de " poisson ", des textes bibliques et des noms sacrés qui agissent magiquement contre les mauvais esprits [...]. Les *hzabot* sont ensuite fixés sur le mur, à la tête du lit et à l'entrée de la pièce.

« Je me souviens aussi des boissons réputées souveraines contre la peur qu'on nous faisait ingurgiter régulièrement et qui étaient composées de lait chaud et d'une épice blonde, odorante, le *harkom*, en arabe, le " curcuma " en français. De même étaient vantées par nos grands-mères les vertus miraculeuses de l'urine contre la peur (!). On m'a souvent raconté, lorsque j'étais enfant, que tel membre de la famille avait été " guéri de la peur " en absorbant (!) l'urine de tel autre membre de ladite famille. La notion de peur était omniprésente et il fallait la combattre à tout prix, y compris en buvant de l'urine. Ces récits ne faisaient que renforcer la peur et inspirer un dégoût certain. La peur était distillée, induite, et représentait certainement une survivance des peurs ancestrales des Juifs traqués, persécutés tout au long de leur histoire, mais aussi celle que ressentaient ou avaient éprouvé mes parents et grands-parents dans leur situation de *dhimmi*, de protégés, donc soumis à la bonne volonté du protecteur. Toujours à propos des urines (et j'en suis désolé pour le lecteur), je me souviens qu'à chaque fois que l'un d'entre nous avait été effrayé pour une raison quelconque, on nous encourageait vivement à uriner pour éliminer la peur, toujours la peur ! La seule explication scientifique apprise bien plus tard est que les émotions, le froid et l'absorption d'alcool

provoquent une inhibition de la sécrétion posthypo-
physaire de l'hormone antidiurétique, et donc une
envie irrésistible d'uriner. »

Encore une fois, l'observation et la symbolique
amènent les guérisseurs à proposer des techniques
particulières. Puisque l'on « pisse de peur », il suffit de
boire les urines de la personne la plus sage de la
famille et, donc, la moins apeurée, pour « guérir la
peur » et si, malgré tout, l'effroi s'installe, il faut l'éliminer avec les urines. Il est intéressant de voir que de
nos jours, en France, il existe une technique de soin,
pratiquée par des médecins patentés et exécutée par
des pharmaciens non moins diplômés, appelée « iso-
thérapie gazeuse » qui consiste le plus sérieusement
du monde à prélever les urines du patient, à leur faire
subir de mystérieuses transformations plus ou moins
inspirées de l'homéopathie et à les lui faire ré-
absorber. Une ordonnance que j'ai eu l'occasion de
détenir était ainsi libellée :

« ISO-URINE TH D1 F1 30 ml
« ISO-URINE TH D6 F1 30 ml
« 10 gouttes, 1 fois par jour la première semaine,
5 jours sur 7.
« ISO-URINE TH D15 F1 30 ml
« 10 gouttes, 1 fois par jour la deuxième semaine,
5 jours sur 7.
« ISO-URINE TH D30 F1 30 ml
« 10 gouttes, 1 fois par jour la troisième semaine,
5 jours sur 7.

« Puis continuer dans le même ordre. »

On suppose que le D mentionne la dilution. Quant
au F1 ? On reste confondu que des « docteurs en
médecine » puissent ainsi, sans vergogne, franchir le
Rubicon du charlatanisme.

LA PLANTE ANTHROPOMORPHE

L'image et la représentation symbolique jouent également un rôle de premier plan dans la pharmacopée d'Extrême-Orient. Dans la prude Chine ancienne, les médecins en étaient réduits à examiner un leurre de malade, une statuette de diagnostic – femme médecine ou placebo de femme ? – généralement en ivoire sur laquelle les pudiques dames des classes supérieures, pointaient l'endroit dont elles souffraient. Cette pratique n'était peut-être pas seulement destinée à respecter les usages, elle permettait probablement aussi d'agir sur l'image du sujet. À l'inverse, la médecine asiatique prescrivait que le remède soit parfois appliqué au plus près de la lésion, pour être le plus efficace possible. Dans *La Nuit bengali*, Mircea Éliade décrit le rituel de guérison d'une jeune fille atteinte de folie. Il s'agit d'appliquer sur la tête une pâte faite d'herbes et de miel et, pour que le contact se fasse vraiment avec le mal, le guérisseur ordonne de couper les cheveux de la malade afin de pouvoir appliquer la pommade directement sur la peau.

Pour augmenter l'effet des thérapeutiques, les médecins asiatiques ont toujours eu recours à des systèmes d'interprétations riches en symboles. C'est pour cette raison qu'après avoir observé les ébats non moins prolongés que fougueux des rhinocéros, les thérapeutes chinois ont supposé qu'une disposition amoureuse aussi prometteuse que spectaculaire ne pouvait être due qu'à la singularité anatomique essentielle des malheureux pachydermes : leur corne. Cette particularité a amené l'espèce au bord de la disparition du fait des prix astronomiques atteints par la poudre de corne de rhinocéros qui est utilisée au Japon et à Hong-Kong dans le traitement de l'impuissance des riches. De même, la queue de cheval (fougueux) décrite par Houang-Ti (Ephédra qui donnera naissance à l'éphédrine) était considérée comme un stimulant, provoquait une fièvre (de cheval ?) et calmait la toux. Proche symboliquement de la mandragore aux racines en forme de corps humain, le fameux ginseng est paré de toutes les vertus thérapeutiques (de l'impuissance à la tuberculose en passant par le vieillissement), essentiellement à cause du fait que ses racines sont également anthropomorphes.

L'HOMME DEVENU SERPENT

Dans l'art des faux-semblants, de l'image et des représentations soignantes, les Indiens de l'ouest de l'Amérique avaient développé un système différent mais pourtant comparable, en dessinant sur le sable des formes colorées par l'intermédiaire desquelles les esprits pouvaient soigner le malade. On commençait à peindre au crépuscule et le tout devait être effacé le soir suivant.

Souvent la magie consistait aussi à extraire un objet supposé pathogène. Chez les Indiens, le *Bilbo* faisait semblant de retirer un objet dangereux (pointe, lame...) du corps du malade. Dans le Mexique précolombien, le sorcier revêtu d'un habit de cérémonie frottait la partie atteinte par le mal, aspirait la cause supposée de la maladie et régurgitait des pointes de flèches, des petits crapauds et divers objets étranges censés causer la maladie[1]. Les Aztèques cultivaient de

---

1. Récemment, cette pratique a été reprise et exploitée sans vergogne par les guérisseurs des Philippines, les fameux prestidigitateurs-chirurgiens aux mains nues qui, par un habile tour de passe-passe, arrivaient à extraire les tumeurs – factices puisqu'ils les avaient confectionnées eux-mêmes à partir de viscères d'animaux – de leurs riches malades. Reste à savoir si le caractère spectaculaire, non moins que sanglant, de ces opérations soulageait autant les symptômes que le porte-monnaie des malheureux gogos.

nombreuses plantes d'une efficacité probablement objective mais interprétaient leur action en fonction de la symbolique. Ils employaient de préférence les plantes qui faisaient suer, vomir ou purgeaient, et qui par là même expulsaient les esprits maléfiques, dans une symbolique proche des saignées, ampoules et purgations de la médecine occidentale, utilisées de façon prépondérante jusqu'à l'orée du XXe siècle. Toujours dans le Mexique précolombien, la tribu des Chiapas se prémunissait contre les morsures de serpent en utilisant les crocs des différentes espèces venimeuses de la région avec lesquels elle perçait délicatement la langue des patients de façon à en faire jaillir une goutte de sang. Il n'est pas possible actuellement de discuter de l'efficacité de cette méthode d'immunothérapie par désensibilisation. En revanche, les Chiapas étaient convaincus qu'une fois immunisé, l'homme devenait comparable au serpent qui, par définition, ne craint pas le venin qu'il a dans la gueule. Du coup, ceux qui avaient été immunisés devaient prendre garde à ne mordre personne car leurs propres dents étaient devenues venimeuses. Comme souvent, en médecine magique, la partie est prise pour le tout : acquérir l'une des propriétés du serpent confère la totalité de ses pouvoirs.

Rituels, cultes, détournement des médicaments, nombreuses sont les techniques qui inscrivent un traitement dans une culture donnée, lui conférant un sens local et lui permettant, à partir de là, d'acquérir parfois une action décuplée. L'observation de l'effet placebo est intemporelle tout comme elle est universelle. Le phénomène concerne toutes les classes sociales, tous les âges, mais aussi toutes les cultures. En Occident, d'ailleurs, la recherche de la potion magique, de la panacée, s'inscrit elle-même dans une tradition médicale dont l'influence joue encore et toujours, même si le souvenir s'en est perdu.

5

Le rêve du médecin magicien

Comme tous les ans, en prévision du premier avril, les membres de l'équipe de rédaction de la revue *Prescrire* s'étaient réunis pour mettre la dernière main à leur désormais traditionnelle farce. Cette mystification rituelle est destinée à égayer un périodique, par ailleurs plutôt sérieux, qui s'est donné pour mission d'apporter une information objective et critique sur les médicaments, information d'autant plus fiable que n'étant soutenue par aucune publicité pharmaceutique, la revue ne saurait être soupçonnée de vénalité. Après de longues discussions et un certain nombre de rires, un article concernant le Panaceum* fut adopté avec enthousiasme, sans que les participants présents ne se doutent un instant qu'ils avaient mis le doigt sur l'un des fantasmes les plus prégnants de l'histoire de l'humanité.

Selon les bonnes habitudes de *Prescrire*, et comme s'il s'agissait réellement de la commercialisation d'un vrai médicament, le Panaceum* était passé au banc d'essai : analyse de la littérature, examen complet du dossier d'autorisation de mise sur le

---

    * Tous les noms cités ici en italique sont des marques déposées.

marché, énumération des bénéfices thérapeutiques, des effets secondaires, de l'éventuelle toxicité. La conclusion de tout cela permettait d'attribuer au Panaceum* une place dans la classification que le journal avait élaboré dans le style *Que choisir* :

– « Bravo » : c'est la pilule d'or, mention exceptionnelle pour une avancée thérapeutique significative dans un domaine où, jusqu'à présent, on était démuni ;

– « Intéressant. »

– « Apporte quelque chose. »

– « Éventuellement utile. »

– « Pas d'accord » : le logo de mise à la poubelle est parfaitement explicite.

– « La rédaction ne peut se prononcer » : le journal considère qu'il est trop tôt pour savoir.

On s'en doute, c'était un « bravo » des plus enthousiastes que la rédaction unanime attribuait à ce nouveau médicament qui représentait à l'évidence une avancée thérapeutique remarquable. Comme le prouvaient les très nombreux essais contrôlés déjà publiés dans des revues non moins internationales que référencées, le Panaceum* se révélait capable de traiter la plupart des maladies mentales connues, était pratiquement dénué d'effets secondaires, sauf chez certaines variétés de poissons. Enfin, aucune accoutumance n'était à craindre. Contrairement à ses bonnes habitudes de mesure, *Prescrire* donnait dans le dithyrambe.

La ficelle était un peu grosse. Il paraissait peu probable que les lecteurs se laissent attraper, d'autant que ce sont quasiment tous des médecins ou des pharmaciens, théoriquement formés par ladite revue à une lecture critique des documents qui leur sont

---

* Tous les noms cités ici en italique sont des marques déposées.

soumis. Erreur ! Dès le lendemain de la parution, les pharmaciens qui ne lisaient pas le périodique se trouvèrent bien embarrassés, submergés qu'ils étaient par des ordonnances de Panaceum* que, malgré tous leurs efforts, ils n'arrivaient pas à repérer dans la pharmacopée et moins encore, bien sûr, à se procurer. Les médecins non avertis n'étaient pas en reste. Ils étaient assaillis de coups de téléphone plus ou moins impérieux de la part de pharmaciens qui, à la suite d'une lecture assidue mais, disons, naïve de l'article, leur suggéraient, leur enjoignaient parfois, de prescrire du Panaceum* à tel ou tel de leurs clients qui, selon eux, en avait assurément le plus grand besoin. Quelques jours plus tard, la nouvelle ayant pénétré dans le grand public, les deux corporations croulaient sous les demandes de leurs clientèles respectives, impatientes d'essayer le médicament miracle. Tant et si bien que *Prescrire* se vit obligé, dans son numéro suivant, de publier un démenti assorti d'excuses embarrassées... Enfin, une rumeur non confirmée, mais tout à fait plausible, veut que le très sage et non moins conservateur Conseil de l'ordre des médecins se soit réuni pour envisager une éventuelle action contre la revue. Il fut décidé de ne rien décider et de faire le mort. Une action publique n'aurait pu que donner une image peu reluisante de l'esprit critique du corps médical et pharmaceutique. Le ridicule tue parfois encore, surtout à une telle posologie !

Dans le même ordre d'idée, j'avais, il y a quelques années, présenté une communication sur un dérivé endorphinique supposé utile dans la schizophrénie. Ce médicament, non seulement n'était pas du tout efficace dans cette indication, mais se révélait capable de déclencher chez les malades des réactions d'excitation motrice et parfois sexuelle. Ignorant qu'il y eût

---

* Tous les noms cités ici en italique sont des marques déposées.

des journalistes dans la salle, j'avais fort imprudemment suggéré en conclusion que ce peptide soit abandonné dans la psychose ; en revanche, il méritait peut-être d'être essayé dans le traitement de l'impuissance. Las ! Quelque temps après, dans une revue grand public de vulgarisation scientifique, pourtant connue pour son sérieux, un encadré titrait de manière pour le moins tapageuse : « Le docteur Patrick Lemoine a découvert un traitement miracle de l'impuissance. » Je fus submergé de lettres, d'appels téléphoniques angoissés, émanant d'hommes à la veille de leur mariage, de musulmans craignant, à juste titre, d'être répudiés du fait de la loi coranique. Tous me suppliaient de leur envoyer, en urgence, quelques ampoules du précieux liquide. Quelques médecins m'appelèrent aussi. Pour l'un de leurs malades, soi-disant. Il me fallut faire un texte type pour expliquer qu'il arrive parfois que les journalistes extrapolent, que, d'ailleurs, le produit, une fois injecté, avait une durée de vie inférieure à une heure et que, de toutes façons, suite à l'échec du médicament dans le traitement de la psychose, le laboratoire avait décidé de stopper définitivement la production.

Ces deux anecdotes démontrent, s'il en est besoin, non seulement la puissance de la presse, mais aussi la quête du Saint-Graal pharmacologique que poursuivent les gens de médecine, pourtant si longtemps, si durement, enseignés sur les bancs de l'Université et théoriquement formés au doute scientifique. Nous n'aurons pas ici le mauvais goût d'insister sur ladite formation universitaire et sur ses capacités à développer le sens critique de ses étudiants. Il est évident cependant, d'un point de vue psychanalytique, que parmi les racines inconscientes de la vocation (para) médicale, le désir infantile et magique de nier la maladie et la mort, pour soi d'abord, éventuellement pour les autres, est d'une grande importance. Tout médecin, peu ou prou, rêve de panacée, de potion magique, de thériaque. D'où de temps en temps, même chez les plus grands, une naïveté parfois confondante. Descartes et Newton ne croyaient-ils pas à la pierre philosophale ?

L'Œuvre au noir

Selon ses adeptes, l'alchimie repose sur l'association de la métallurgie, de la chimie, de l'astrologie et de la magie. Contrairement à une idée répandue, cette science traditionnelle n'a pas pour finalité essentielle la transmutation du plomb en or. Son objet n'est rien moins que la transformation de l'homme lui-même. L'alchimiste, également appelé philosophe ou artiste, au terme d'un douloureux et long travail intérieur, au prix d'une recherche et d'une souffrance qui doivent durer une vie entière, non sans encourir de nombreux risques d'explosion ou d'incendie, sans parler des bûchers de l'Inquisition, vise finalement à s'auto-transformer psychiquement et physiquement. C'est lorsque ce processus intérieur, mental et physique, est parachevé, après des décennies de privation, d'ascèse même, que l'initié peut espérer parvenir à fabriquer la fameuse pierre philosophale, encore nommée poudre de projection. « Cette auto-initiation au cours de laquelle la vile matière – la terre noire, le limon d'Égypte ou *alkhimiya*, assimilée aux excréments par le pape Jean XXII – souffre et meurt dans le creuset, comme le Christ sur sa croix » constitue l'Œuvre au noir.

Une fois obtenue, l'activité de la pierre philo-sophale doit encore être testée grâce à l'épreuve de la transmutation du plomb en or. Enfin sûr de sa décou-verte, l'alchimiste peut alors dissoudre la poudre, grâce à un processus relativement simple et connu, et obtenir l'or potable qui sera absorbé sans risque si le travail intérieur a été correctement accompli. Le choix qui se présente à ce moment-là est cornélien : accéder à l'immortalité et à la richesse, solution adoptée par certains personnages troubles tels le comte de Saint-Germain ou Melmoth, ou bien passer dans une quatrième dimension et se diviniser en quelque sorte, à l'image de Nicolas Flamel, Lallemand ou Fulcanelli qui, selon la Tradition, ont tous brusquement disparu, sans laisser la moindre trace matérielle derrière eux.

Le texte fondateur de l'alchimie, réapparu en Occident au XIIe siècle, est l'antique *Tabula smaragdina* ou Table d'émeraude de Hermès Trismégiste (trois fois grand), forme hellénisée du dieu Thot. Six des trente-deux livres hermétiques étaient consacrés à la médecine. Dans l'un d'entre eux, il est dit que « Ce qui est en bas est comme ce qui est en haut et ce qui est en haut est comme ce qui est en bas, pour accomplir le miracle de l'Unité ». L'homme est le microcosme, exact reflet du macrocosme. Le savant Paracelse, médecin et philosophe, s'inscrit bien dans la tradition : « L'homme est le petit monde, semblable au grand... On lui donne aussi le noble nom de microcosme, pour autant qu'il contient tous les phénomènes célestes, la nature terrestre, les propriétés aquatiques et les caractères aériens. Il contient la nature de tous les fruits de la terre, de tous les minerais de l'eau, toutes les constellations et les quatre vents du monde. Voici la noblesse, la subtilité, la vivacité du limbe duquel Dieu a créé l'homme à son image. » Grâce à l'*imaginatio*, l'âme humaine peut donc agir sur l'âme du monde et vice-versa. En agissant sur la matière (métallurgie), le Philosophe agit sur lui-même. En agissant sur lui-même, par l'ascèse et la souffrance, il agit sur le monde. C'est en vertu de ce principe d'analogie que l'astrologie se révèle indispensable, chaque planète correspondant à chaque partie ou tendance de l'individu. Ainsi, une plaie reçue à la guerre, donc sous l'influence du dieu Mars, pourra être combattue victorieusement par l'aimant qui a pour propriété essentielle d'attirer le fer, métal martial par excellence. En somme, l'alchimie « permet à l'homme de prendre part au mouvement de la nature, de s'y inscrire, de l'accompagner ». En relèvent donc « toutes les opérations qui modifient intérieurement les choses et qui, fait bien plus important, permettent la préparation et aussi le mûrissement que la nature ne leur a souvent pas donné ». Toutes les matières évoluant spontanément de l'état imparfait – le plomb, de couleur noire, est dit le « vil » métal – jusqu'à l'accomplissement final – l'or, souvent symbolisé par le soleil et la couleur rouge –, le rôle de l'Artiste est simplement d'accélérer, de faciliter, autrement dit, de catalyser.

Lorsqu'un Initié utilise la théorie alchimique pour autre chose que le *magister*[1], à des fins plus profanes comme la médecine, par exemple, il fait acte de spagyrie. Un certain nombre de thérapeutes antiques, telle Marie-la-Juive, à l'origine du bain Marie, ou Paracelse, ont ainsi fait œuvre de spagyristes en cherchant à appliquer les principes hermétiques à la médecine. Ce sont alors les maladies et la mort qui représentent les viles imperfections tandis que la santé et l'immortalité symbolisent l'or pur. Il s'agit, toujours par le raisonnement analogique, de retrouver les similitudes pouvant exister entre l'univers macrocosmique et l'homme microcosmique. Comme Paracelse l'écrit, les « maladies humaines et leur guérison sont uniquement là pour que l'homme reconnaisse le limbe d'où il est issu, pour qu'il connaisse les animaux des forêts et des champs et pour qu'il sache qu'il leur est semblable et ne leur est pas supérieur ». Fort de ces similitudes, l'alchimiste médecin tente de découvrir des lois générales et des applications thérapeutiques : c'est la recherche de la panacée (du grec *panakeia*, où *pan*

---

1. Ou Grand Œuvre.

signifie tout et *akos* remède), du remède universel. Là encore, il ne convient pas de contrarier la nature, mais par analogie, dans une vision écologique avant la lettre, d'en extraire ce qui doit être purifié. Nous avons donc affaire à une é-laboration tout autant qu'à une re-création, tous ces jeux de mots s'inscrivant aussi dans la tradition de la kabbale qui veut que les glissement de sens, les à-peu-près, les calembours soient des indices hermétiques pour tout esprit convenablement initié.

L'alchimiste doit souffrir pour se transformer, d'où des textes remplis d'arcanes, de chausses-trappes, de pièges, destinés à égarer le « touriste » et à sélectionner le digne initié qui, artiste et philosophe, se transformera en même temps que, chimiste et métallurgiste, il transformera la matière. Certains avaient clairement les pieds bien sur terre, à l'image de Nicolas Flamel, supposé découvreur de la Pierre mais aussi commerçant avisé. L'alchimie ne s'est d'ailleurs pas toujours séparée du commerce. Les Médicis, par exemple, sont probablement les seuls banquiers à avoir conquis un titre ducal en même temps que la suzeraineté de Florence. Loin d'oublier leurs modestes origines (*medici* signifie médecins, ou apothicaires en italien ancien), ils ont eu l'humour de forger des armoiries à la symbolique peu orthodoxe puisqu'il s'agit d'un alignement de pilules dont la forme se rapproche de l'œuf philosophal. Il est non moins intéressant de voir en ce moment un important laboratoire américain, sur le point de commercialiser de nouvelles molécules psychotropes, adopter une nouvelle image de communication comprenant, notamment, une représentation tout à fait claire et précise de l'œuf philosophal parvenu au dernier stade du Grand Œuvre et prêt à éclore, probablement pour donner naissance à quelque nouvelle panacée. Nous sommes toujours en pleine utopie médicale.

LES NOUVEAUX SPAGYRISTES

En se plaçant dans un registre de non-entravement des processus physiologiques de guérison, la plupart des médecines naturelles ou parallèles s'inscrivent dans le droit fil de la pensée alchimiste. Hahneman, père de l'homéopathie, archétype des médecines douces, a d'ailleurs bâti toute sa théorie sur le principe de similitude – c'est le *Similia similibus curantur* du grand Hippocrate lui-même – qui n'est rien d'autre que le principe d'analogie. De fait, l'homéopathe, avec ses consultations détaillées, son approche clinique uniciste et humaniste, son grand *apparatus* de prescriptions minutieuses aux noms latins mystérieux et aux présentations galéniques inhabituelles, perpétue, sans toujours le savoir, une tradition ésotérique que les allopathes aujourd'hui rejettent communément, privilégiant le fonds scientifique. Mais au moment de son implantation en France, la pensée hahnemanienne représentait un véritable espoir pour les médecins. Il est vrai qu'en plein XIXe siècle, la médecine officielle ne disposait quasiment pas de traitement efficace et que les soins à base de saignées et de purgations, effectués dans des conditions d'hygiène assez spéciales, se révélaient souvent particulièrement invasifs et dangereux. Bien que discutée par les historiens, l'étude revendiquant une efficacité supérieure de l'homéopathie dans la prise en charge d'une épidémie de choléra à Marseille en 1832 démontre à quel point la pratique officielle de l'époque aggravait le pronostic de la maladie en affaiblissant le malade. Dans de telles conditions, tout traitement non agressif ne pouvait qu'obtenir des résultats nettement supérieurs. *Primum non nocere*, disent encore les homéopathes aujourd'hui.

La psychanalyse, notamment l'hérésie de Lacan,

si l'on prend la peine d'y réfléchir un moment, représente, au même titre que l'homéopathie, un avatar de la pensée alchimique, dans ses fondements les plus ésotériques. Une sorte de spagyrie de l'âme. Comme l'alchimie, il s'agit d'une science (ou d'une religion ?) traditionnelle. À l'inverse des sciences modernes qui poursuivent sans relâche la notion de progrès, chaque chercheur se servant des découvertes du précédent pour amener une acquisition nouvelle, sans cesse plus élaborée mais sans cesse dépassée, les sciences traditionnelles reposent sur une révélation initiale, texte fondateur délivré par un grand Initié. Tous les épigones, sectateurs et continuateurs peuvent, au mieux, espérer approcher de la perfection du Maître. Comme les homéopathes se réfèrent en permanence à Hahneman et à sa matière médicale, il est frappant de voir Lacan et les siens se présenter comme les vestales du temple de la pureté freudienne. Nombre de combats au sein des différentes écoles psychanalytiques portent sur le fait que tel ou tel verset de la pensée du maître viennois a ou non été interprété correctement, dans un fonctionnement digne de certains oulémas. Ainsi, dans un numéro récent de *La Pratique psychanalytique* éditée par la Société psychanalytique de Paris, la couverture est-elle occupée par un document autographe du maître fondateur, la troisième page par une photo du même tandis que l'introduction rappelle vigoureusement que le mouvement Association psychanalytique internationale, dont la branche parisienne est directement issue, a été créé par le divin Freud. En d'autres termes, tout Œdipe mis à part, seuls ses membres sont les fils légitimes et ont « toujours eu le souci de l'intégrité de sa transmission ».

Le parallélisme avec l'alchimie peut encore être poussé plus loin. La psychanalyse utilise l'association libre qui n'est rien d'autre qu'un mode de raisonnement analogique. L'important n'est pas dans l'explicite, le premier degré, le manifeste. L'important réside dans le non-dit, le sens caché, dans les arcanes du discours implicite. L'inconscient ne se plaît que dans le deuxième, voire le troisième degré. Sans insister sur les aspects pour le moins hermétiques de certains de ses textes, nous rappellerons l'importance chez Lacan de calembours dignes de la Kabbale autant que de l'almanach Vermot : « le nom (ou non) du père », « je ne m'adresse pas à la cantonade » à entendre aussi à « Lacan-tonade », etc. C'est « l'effet tuyau de poële ». Par ailleurs, la psychanalyse est, pour l'essentiel, un catalyseur de la guérison, ce qui permet de la classer au nombre des médecines naturelles, trop souvent réduites à tort aux seules médecines douces. Selon le mot d'un de nos maîtres, le psychanalyste n'est que l'« accoucheur » de l'inconscient et, partant, de la guérison. Tout le travail est accompli par l'analysant qui recèle toutes les clés en lui dès le départ mais l'ignore encore. Moins les complexes névrotiques sont enfouis profondément, moins le travail d'analyse sera difficile. C'est sans doute pour cette raison que, selon l'aphorisme de Louis-Pierre Jenoudet, « la psychanalyse fait d'autant plus de bien que l'on va bien (au départ) », ce qui est probablement vrai d'ailleurs pour toute médecine naturelle. Enfin, dernier point de comparaison, le psychanalyste doit, comme l'alchimiste, se soumettre avant toute intervention sur la matière humaine à un long et douloureux travail d'autotransformation, l'analyse didactique. Soit, à l'image de Freud, il procède seul, c'est l'auto-analyse, soit, le plus souvent, il se place sous la direction d'un maître. Il est d'ailleurs piquant de comparer certains textes sur les vertus nécessaires de l'apprenti alchimiste et certains articles sur les qualités exigées du futur analyste. Les psychanalystes chercheraient-ils (inconsciemment) la panacée, l'universel remède ? Si l'on considère l'extension des indications thérapeutiques aujourd'hui – de la psychose au cancer, de l'ulcère à la névrose, de la politique à l'histoire de l'art – on ne peut manquer de se poser la question. Ont-ils effectivement trouvé le moyen de faire de l'or ? C'est là un tout autre débat.

CHIMIE OU ALCHIMIE MÉDICALE

L'influence de la pensée alchimiste ne se limite pas aux seules médecines naturelles. D'une façon plus générale, et la doctrine hippocratique en témoigne, la médecine a toujours oscillé entre les deux tendances, chimique et alchimique. La première est déductive et entend corriger les errances de la nature en s'appuyant sur des principes d'opposition : il faut contrer les processus malins. Un tel principe est à la base de la chirurgie, de la radiothérapie, de tous les « anti » : antibiotiques, antidépresseurs, antimitotiques, anti-inflammatoires, antipyrétiques, antalgiques, etc. La médecine occidentale moderne a privilégié ce mode de pensée antimaladie qui représente l'idéologie dominante, mais elle a également développé une seconde tendance, analogique, qui consiste à aider la nature, sans entraver les processus de récupération mais en catalysant la guérison grâce aux principes de similitude. Faisons confiance à la nature et laissons du temps au temps, selon la formule de François... Rabelais. Ce type de raisonnement a conduit à d'autres découvertes majeures comme la vaccination, l'immunothérapie ou la plasmaphérèse.

Un praticien en exercice choisit de s'inscrire dans l'une ou l'autre logique. Il peut, à la manière de l'homéopathe ou du psychanalyste, vouloir catalyser la guérison, mais qu'est-ce finalement qu'un catalyseur sinon un corps chimique quantitativement négligeable, un (presque) rien pourtant nécessaire à la réussite d'une réaction qui, autrement prendrait un temps infini ? À l'inverse, il peut vouloir forcer la nature et c'est l'essentiel de la médecine officielle. Mais alors, le fait de bien présenter un remède, de persuader un malade de la justesse de ses vues, de l'exactitude de ses conclusions, l'habitude d'enrober les prescriptions d'un certain halo de mystère scientifique ou, au contraire, d'expliquer en détail un traitement, la gentillesse, la persuasion, le réconfort, la sympathie, bref, toutes ces vertus louables du bon docteur qui sont finalement des tentatives destinées à réduire l'angoisse, le *stress*, la défiance, le désespoir, la perte de sens ne visent-elles pas au bout du compte à favoriser l'action du remède et à rendre plus probable la guérison ? Au sens de la pharmacologie, l'humanité du médecin ne fait-elle pas partie des effets non spécifiques de la thérapeutique ? Outre qu'elles sont donc, l'une comme l'autre, bien représentées en médecine classique, les deux tendances, chimique et alchimique, ne sont finalement pas si éloignées qui jouent et misent pareillement sur un effet extrapharmacologique. Toutes deux semblent reconnaître que le succès du traitement repose, au moins en partie, sur la catalysation des forces internes de guérison. Toutes deux semblent compter sur la magie du soin, sur l'intervention de facteurs au caractère scientifique incertain. Voilà qui nous ramène tout droit à la notion de placebo.

Une pratique qui sent le soufre

Exceptionnels sont les substantifs tirés d'une conjugaison latine n'ayant pas subi de transformations avec le temps. Placebo est la première personne du singulier du futur de *placere*, plaire. Sa traduction littérale est donc : « Je plairai. » Selon le dictionnaire

Robert, le terme dans son acception médicale aurait été employé pour la première fois par les Anglais en 1811 : « Nom donné à toute médecine prescrite pour plaire au patient et non pour le guérir. » La définition est inexacte : non seulement le placebo est apparu dans la littérature américaine dès 1785, mais il peut bel et bien guérir dans certains cas. Quant à l'idée de plaire au patient, elle est pour le moins critiquable. En témoigne cette brève excursion dans le temps.

Le mot placebo est apparu dans la Vulgate, traduction latine de l'ancienne bible grecque, que l'on doit à saint Jérôme. On peut y lire, psaume 114 des Vêpres des morts :

> *Convertere anima mea in requiem tuam : Quia*
> */Dominus beneficit tibi.*
> *Quia eripuit animam meam de morte, oculos meos*
> */a lacrimis, pedes meos lapsu.*
> **Placebo** *domino in regione vivorum.*
> *Requiem aeternam dona eis Domine*
> *Et lux perpetua lucet eis.*

> *Rentre dans ton repos, ô mon âme, car le Seigneur*
> */t'a comblée de biens.*
> *Parce qu'Il a écarté mon âme de la mort, les larmes*
> */de mes yeux, mes pieds de la chute,*
> **Je plairai** *au Seigneur dans le monde des vivants.*
> *Seigneur, donne leur le repos éternel*
> *Et que la lumière éternelle les illumine.*

Dans ce texte inaugural et canonique, la notion de soin et de guérison est déjà manifeste. Il s'agit bien de sauver l'âme de la mort, de retirer les larmes des yeux et de prévenir les pas de la chute. Il s'agit aussi de complaire à Dieu sur terre, *in regione vivorum*. Serait-ce cet aspect thérapeutique du psaume, mais aussi ce côté très « terre à terre », qui amènera le mot *placebo* à suivre une longue évolution pour finalement atterrir en médecine ? Du Moyen Âge à la Renaissance, les médecins, à l'instar de leurs lointains ancêtres égyptiens, grecs ou romains, estiment que la guérison relève de l'intervention divine. Dans les cas les plus favorables, leur art ne peut, sauf blasphème, se limiter qu'à favoriser l'action de Dieu. La formule d'Ambroise Paré, « Je le pansai, Dieu le guérit » résume l'archétype thérapeutique de l'époque.

Le terme de placebo semble avoir beaucoup frappé les esprits médiévaux. Il en vient d'abord à englober tout le rituel du psaume des morts. Dans l'Angleterre du XIIe siècle, le Placebo désigne les Vêpres des morts dans leur ensemble ; dans la France du XIVe siècle, « chanter placebo » ou « à placebo » renvoie encore au rite des morts traditionnellement dévolu aux pleureuses. Par la suite, il sera toujours question de plaire au Seigneur, mais la laïcisation de la société amènera une disparition symbolique des majuscules. Le Seigneur devient seigneur et, logiquement, *placebo* devient synonyme de courtisan, flagorneur, client ou parasite. Il convient à tous les personnages dont la position, la carrière, la survie parfois, dépendent de la bénévolence seigneuriale. Le mot commence alors à prendre une connotation nettement péjorative. Les écoliers normands s'en emparent. Ils l'utilisent pour stigmatiser celui qui cherche à plaire au maître en rapportant les fautes de ses condisciples. Il faut reconnaître que si, se faire traiter de « vilain placebo » à la Renaissance n'était probablement pas particulièrement agréable, cela relevait tout de même d'une autre élégance sémantique que d'être qualifié de « fayot » dans l'une de nos contemporaines cours de récré ! Au XVIe siècle, l'usage s'élargit. Le terme peut comme avant désigner l'exécuteur de la manœuvre : « Honneur, Messieurs, proficiat, Placebo vous vient faire hommage », mais il peut aussi désormais signifier la manœuvre elle-même : « Il semble qu'il les voudrait un petit flagorner et oindre les moustaches de miel pour leur faire du placebo et faigner leur bonne grâce. » Cette signification persiste jusqu'en 1963, le mot placebo continuant de renvoyer au courtisan ou plus généralement à la personne complaisante. Il n'est toujours pas question de médecine, en France du moins. Dans les pays anglo-saxons, l'évolution se fait plus rapidement. En 1785, année de création de la première école de médecine américaine, le placebo devient aussi un terme médical. Le *Motherby's New Medical Dictionary* le définit comme « une méthode banale ou (une) médecine ». En 1933, O. H. Pepper reprend la définition. Mais se trompe-t-il ou le fait-il volontairement ? Toujours est-il qu'il parle de « méthode banale de médecine », annexant totalement le mot au vocabulaire médical où il demeurera rivé. Le qualificatif « banal » reste énigmatique, prescrire un placebo étant loin d'être un acte banal. Peut-être faut-il comprendre méthode triviale, ou plutôt inoffensive...

Ce saut sémantique de la courtisannerie à la médecine ne laisse d'intriguer. Placebo a « jeté son froc aux orties », abandonnant la soutane pour endosser les habits civils, mais ceci n'explique en rien que le mot ait finalement revêtu la blouse du médecin. C'est peut-être chez Rabelais, médecin, philosophe et moine défroqué, qu'il convient de chercher certains éléments de réponse. Dans l'*Épître au cardinal Odet de Coligny de Chatillon*, Maître François en appelle à « Hippocratès » qui comparait la médecine à « un combat et farce jouée à trois personnages : le malade, le médecin et la maladie ». Les deux premiers doivent s'allier, faire front contre l'ennemi commun. Ensemble, ils vont chercher à endiguer la maladie, stopper la souffrance et, si possible guérir. L'attitude du médecin découle de cette association : « Pour le gré du malade, lequel je visite, auquel seul je veulx entièrement complaire, en rien de l'offenser, ne fasher. » Enfin, le terme de complaire, du latin *cum placere* (plaire avec), est lâché en médecine ! Rabelais précisera plus avant sa pensée dans la préface du *Quart livre* : « Si le minois du médecin chagrin, tétrique[1], rébarbatif, catonian[2], mal plaisant, mal content, sévère, rechigné, contriste le malade ; et du médecin la face joyeuse, sereine, ouverte, plaisante, réjouist le malade, cela est tant esprouvé et très certain. » Le médecin, pour bien soigner, se doit donc absolument – c'est esprouvé ! – de complaire, d'être plaisant. À Dieu ne plaise, Placebo se profile enfin en médecine. Merci Maître François !

Les auteurs qui se sont intéressés à cet étrange vocable ont pris l'idée de « plaire » comme fil conducteur : autrefois, il s'agissait de plaire au Seigneur, à la divinité ; aujourd'hui, le placebo est ce qui permet à la médecine de séduire la clientèle. Dans son édition de 1956, le *New Gould Medical Dictionary* propose comme définition : « *A medicine having no pharmaco-logical effect, but given for pleasing or humoring the patient* », ce qui pourrait se traduire ainsi : « Un médicament sans effet pharmacologique, mais donné pour plaire et apaiser le patient. » Une telle conception est évidemment restrictive puisqu'elle n'attribue au placebo qu'un effet d'abaissement des tensions nerveuses et non de réduction des symptômes physiques. Elle est d'autant plus contestable qu'elle insiste abusivement sur l'idée de plaire au patient. A-t-on jamais vu un médecin charmer un malade en lui déclarant d'un ton enjôleur : « Aujourd'hui, cher Monsieur, je vais vous prescrire du vent, de la poudre de perlimpinpin ! » ? Naguère, il fallait plaire au Seigneur, restituer la part de Dieu, payer tribut à l'Inconnu. Mais que fait aujourd'hui celui qui prescrit un médicament inactif à

---

1. Maussade, autrement dit.
2. Austère comme un Caton.

partir d'un symptôme incompréhensible, sinon s'en remettre aux forces irrationnelles et incontrôlables de l'Inconscient, moderne avatar de l'Imprononçable, l'Inconnaissable ? Il s'agit bien de plaire, mais ce n'est pas le malade que l'on cherche à séduire, c'est essentiellement le Destin dont on s'efforce de ne plus entraver la marche par l'action de molécules synthétiques. La prescription de placebo vient généralement quand le thérapeute ne sait plus quoi faire, ne comprend plus, est au bout de ses ressources thérapeutiques « normales ». Inconsciemment ou non, prescrire un placebo, c'est faire allégeance à l'Irrationnel car son efficacité est pratiquement imprévisible.

Qui prescrit un placebo s'en remet au Destin. Une position bien peu scientifique au fond. D'ailleurs, ne doit-on pas voir dans cet acte la matérialisation d'un certain scepticisme des médecins sur leur propre capacité à guérir scientifiquement et à comprendre les mécanismes de la guérison ? Prescrire un médicament totalement dénué d'efficacité objective, placer tous ses espoirs dans une substance inerte dont on ne peut pas prédire si elle marchera, ne disposer d'aucune théorie explicative en cas de succès, tout cela ne constitue-t-il pas une radicale remise en question de l'idée de thérapie médicale ? La prescription d'un placebo s'apparente, par certains côtés, à l'incantation du shaman, à l'imposition de mains, à la fabrication d'un philtre magique. Elle rappelle, parfois péniblement, au médecin ses origines magico-religieuses. Recherche de la panacée, du remède universel, de la potion magique. C'est bien une pratique qui sent le soufre.

6

Menaces sur la médecine

La seule présence du terme de placebo dans le vocabulaire médical aurait inévitablement amené un observateur tant soit peu attentif à s'interroger sur la confiance que la médecine occidentale possède en sa propre science. Que dire alors de son utilisation effective dans une culture où le médecin est regardé comme l'archétype du scientifique éminemment respectable, au savoir objectif et incontestable ! De fait, l'usage assez répandu du placebo sous sa forme pure ou impure par les membres du corps médical fragilise une discipline dont les fondements se voulaient fermement et définitivement établis. C'est au fond toute la question de l'éthique en médecine qui se trouve incidemment posée par l'emploi de cette substance totalement inactive mais diablement dérangeante qu'est le placebo. Et c'est en premier lieu l'indispensable relation de confiance entre le médecin et son malade qui est touchée. Avant même de souffrir de ses propres limites ou de la persistance d'une part d'irrationnel dans sa pratique, la médecine occidentale subit de nos jours une impérieuse et mercantile nécessité de plaire que nombre de médecins semblent accepter. À bien considérer la chose, les cas où la médecine cherche à séduire ses patients sont peut-être de nos jours devenus plus nombreux que ceux où l'on s'en remet au destin, faute de pouvoir soigner ou guérir par de véritables moyens pharmacologiques. Mais comment en est-on arrivé là ?

PATIENTÈLE ET CLIENTÈLE

Récemment, une association de médecins me demanda d'assurer un enseignement postuniversitaire sur le thème : « La non-prescription en médecine générale. » Le thème avait connu un succès d'affluence raisonnable, probablement lié à la curiosité soulevée par un thème aussi rare. La Sécurité sociale n'avait fait aucune difficulté pour financer une journée qu'elle considérait avec une certaine sympathie. Et pour cause ! Une vingtaine de médecins généralistes étaient donc là, qui tous, moyennant une certaine indemnité, avaient accepté de fermer leur cabinet pour la journée. Après les habituelles considérations pharmacologiques et économiques – air connu : la France est le *leader* mondial de la prescription, tous médicaments confondus, nous prescrivons et consommons près de cinq fois plus de tranquillisants que les Américains pourtant réputés dans ce domaine, etc. –, la séance ronronnait, les médecins prenaient sagement des notes. J'ai alors inopinément proposé un jeu de rôle, c'est-à-dire une sorte de psychodrame où chacun est chargé de tenir un rôle préalablement défini dans une saynète établie par le groupe. Il n'est pas question dans ce type de situation de se soigner en mettant en scène ses propres fantasmes, mais plutôt de se former en jouant un certain nombre de situations professionnelles qui ont posé ou qui posent un problème. Le scénario que je suggérais était simple : « Il s'agit de jouer une consultation à l'issue de laquelle aucune ordonnance ne sera établie.

L'un d'entre vous joue le malade, un autre le médecin et, éventuellement, un ou deux autres la famille. » Après un bon moment de flottement et d'hésitation, les médecins se sont rassemblés par petits groupes de trois ou quatre, afin que la scène puisse être jouée à cinq ou six reprises. Comme de bien entendu, il a été particulièrement difficile de trouver des volontaires pour jouer le seul rôle qui ne fût pas de composition, celui du médecin! Bien qu'assez prévisible, le déroulement des jeux s'est révélé très instructif : pratiquement aucun médecin n'a été capable de terminer sa consultation sans émettre une forme ou une autre d'écrit : certificat, ordonnance de médicament bidon, ordonnance de vaccination, papier en vue d'un régime, arrêt de travail, etc. Le seul à avoir réussi à conclure sa consultation sans remettre un document en était si troublé qu'il a oublié de faire payer son patient! La consultation ne valait sans doute rien.

Tant du point de vue du malade que du médecin, il semble parfaitement incongru, lors d'une visite dans un cabinet médical, de conclure une consultation sans remettre rituellement un document et, de préférence, une ordonnance. Le cas est particulièrement flagrant en pédiatrie où, même à l'issue d'une visite systématique, il n'est pas exceptionnel d'entendre le praticien déclarer : « Votre enfant va parfaitement bien, il se développe harmonieusement... Je vais vous faire une ordonnance de fortifiant. » C'est ainsi qu'un de mes amis, médecin et père de deux enfants de trois et quatre ans, magnifiques, mais il faut bien le dire, assez turbulents, décida de partir en vacances en confiant sa précieuse progéniture à ses propres parents. Ceux-ci, légèrement anxieux, préférèrent être rassurés sur le parfait état de santé de leurs petits-enfants avant d'en assumer la responsabilité pour un mois. Le pédiatre leur a bien entendu confirmé que les chères têtes blondes se portaient parfaitement bien.

Il leur a également remis une ordonnance de Théralène*, médicament antihistaminique puissamment sédatif, « pour qu'ils ne vous dérangent pas la nuit. À cet âge, vous comprenez... ». On n'a jamais su s'il s'agissait de l'âge des enfants ou de celui des grands parents.

L'anecdote est caricaturale mais authentique. À l'évidence, tout se passe bien comme si le médecin était persuadé que, pour répondre à l'attente de son patient, il était nécessaire de lui « ordonner quelque chose » et, de fait, celui-ci se sent frustré si on ne lui donne rien. Un tel désir de plaire amène alors à des comportements pour le moins déroutants : pour éviter de ne rien prescrire à la fin d'une consultation, le médecin en vient parfois à s'illusionner lui-même et à illusionner son client en lui donnant une illusion de médicament, un médicament certes, mais inutile ou inadapté. Même dans des cas parfaitement anodins, plutôt que d'avouer son inutilité ou son impuissance, il se sent tenu de mentir et de... prescrire. Heureusement, pour le confort intellectuel de tous, il existe dans la pharmacopée officielle d'énormes quantités de produits peu, voire non actifs, très bien tolérés, les « placebos impurs », qui permettent au médecin de remplir ce qu'il croit être sa mission et de ne pas trop s'interroger sur le caractère hautement scientifique et éminemment moral de sa pratique[1]. Après tout, il s'agit bien de médicaments officiellement reconnus et leur administration ne comporte guère de risques majeurs. Ces faux vrais médicaments qui représenteraient en médecine 35 à 40 % des prescriptions sauvent l'homme de science de l'embarras, parfois même de la panne sèche en même temps qu'ils lui évitent, à bon compte, de contrefaire le charlatan. Le

---

* Tous les noms cités ici en italique sont des marques déposées.

1. Selon Helm, 35 à 40 % des prescriptions en médecine concernent des placebos impurs.

patient, qui ne repart pas les mains vides, est satisfait et s'en va avec le sentiment d'avoir été entendu et la promesse d'être soigné, voire guéri, rapidement par des moyens incontestablement scientifiques. Le contrat est apparemment respecté et la transaction effectivement faite. Quelque chose de tangible, fruit apparent de la science et du savoir, a été remis en échange de l'argent reçu. Donnant, donnant.

À l'inverse, le seul endroit où il est relativement fréquent de prescrire un placebo pur est l'hôpital public. Nombre de placebos impurs n'y sont d'ailleurs tout simplement pas disponibles, parce que non agréés aux collectivités. On sait que l'hôpital psychiatrique n'hésite pas à placer les malades, très souvent à leur insu, sous sauvegarde de justice, pour les prémunir en cas de dépense exagérée, ou bien à leur injecter, parfois autoritairement, des neuroleptiques à action prolongée sur un mois, pour le cas où il leur prendrait l'idée de stopper tout traitement. De la même façon, la fabrication de placebos par le pharmacien de l'hôpital et leur utilisation par les services de soins font partie des habitudes. Ces différentes pratiques sont vécues comme des mesures répressives. Il est vrai qu'elles ne cherchent pas à plaire à leurs « bénéficiaires » et ne sauraient y prétendre. Seulement, les médecins dans le public ne sont pas payés à l'acte mais salariés au mois et ne sont pas, par conséquent, forcément obsédés par le développement ou le maintien de leur patientèle à qui il devient, du même coup, moins nécessaire de faire plaisir ! Il existe même des services où le patron, désireux d'éviter des prescriptions sauvages d'hypnotiques, lorsque, au cours de la nuit, des patients réclament de quoi dormir en l'absence du médecin, charge les infirmières de donner uniquement des placebos purs. Cette pratique permet aux veilleuses de résoudre sur le moment un problème ponctuel, le médecin du service étant chargé, dès le lendemain, de trouver une solution plus durable. Il semble que, dans la majorité des cas, le placebo soit efficace, car il est donné au cours d'un échange rassurant et n'est que la matérialisation de la bienveillance des soignants. Il est bien probable que dans ce type de situations, de telles prescriptions évitent des médications beaucoup moins innocentes et économisent, en particulier chez les personnes âgées, un certain nombre de fractures du col du fémur. C'est donc là où il n'y a pas d'échanges directs d'argent que le placebo pur peut être officiellement prescrit, en dehors d'un contexte de recherche. La pratique en devient du même coup étonnamment moins hypocrite mais assurément moins plaisante. En ville, en revanche, les placebos sont impurs, dûment approuvés et dûment commercialisés. Il serait d'ailleurs intéressant de vérifier une hypothèse logique. Le médecin qui prescrit des placebos purs à ses malades du secteur public en dispense-t-il autant à ceux de son secteur privé ? Mais se trouverait-il un seul patron pour accepter de se prêter à la vérification ?

Du mensonge à l'abus

« Vous me direz : puisque les médecins savent bien et publient eux-mêmes que ce n'est qu'un abus de cette poudre de licorne, pourquoi en ordonnent-ils ? C'est que le monde veut être trompé et sont contraints lesdits médecins d'en user, parce qu'ils en veulent. Que s'il advenait que les patients, qui en demandent, mourussent sans en avoir pris, les parents donneraient tous la chasse aux susdits médecins et les décrieraient comme une vieille monnaie. » Dans ce texte qui date de 1582, Ambroise Paré se place délibérément dans une perspective médico-légale : la prescription de poudre de licorne permet d'éviter l'abstention thérapeutique et les poursuites qui pourraient en découler. Cette idée est à replacer dans le contexte de l'époque où, d'une part, l'arsenal thérapeutique était pour le moins réduit et où, survivance de l'époque antique, le thérapeute n'était que l'instrument de la divinité. On pourrait également se demander s'il n'y a pas ici quelque secrète malice de la part d'Ambroise Paré à l'égard de « lesdits médecins », thaumaturges et prescripteurs de poudre de licorne, autrement dit de vent, puisque lui-même, simple chirurgien barbier, fut sa vie durant l'objet de tous les mépris de la part de la Faculté qui le refusaient comme confrère. Un autre facteur, plus prosaïque, entre aussi en ligne de compte. Rabelais lui-même, médecin et philosophe à l'esprit frondeur, ne pouvait se permettre de douter officiellement de l'efficacité de la corne de licorne en tant que contre-poison ou détecteur de venin, même s'il lui est parfois arrivé de se poser certaines questions. La Sainte Inquisition jouait un rôle éminent en ces temps bénis et douter de l'efficacité de la corne revenait à douter de l'existence de la licorne tout entière. Ce genre de scepticisme pouvait bien vous envoyer tout droit au bûcher. Comme le déclarait Maître François : « Cela sentait trop le roussi. » La Sainte Écriture ne témoigne-t-elle pas de la réalité canonique du blanc quadrupède dans le 21ᵉ psaume du Dimanche des Rameaux, *Cornibus unicornium humilitatem meam* ?

De nos jours, en revanche, l'idée de prescrire un placebo, en l'absence de traitement nécessaire ou efficace, afin d'éviter des complications juridiques, apparaît à la fois comme un archaïsme et un manque de confiance du médecin en sa propre science. L'abstention thérapeutique ne constitue-t-elle pas l'attitude juridiquement la plus défendable, en cas de certitude de non-maladie ou de maladie non traitable ? On voit mal, en cas de procès, comment justifier un accident thérapeutique – par exemple, une allergie – toujours possible, même avec un placebo impur réputé inoffensif, prescrit alors que la maladie n'appelait pas de traitement particulier. N'est-il pas au fond plus rassurant pour un patient de s'entendre dire : « Vous n'avez rien, je ne vous prescris donc rien » plutôt que « Vous n'avez rien, je vous prescris donc un fortifiant » ? Pourtant, encore aujourd'hui, les disciples d'Ambroise Paré sont nombreux. Mais que dit justement la loi ?

Malgré certaines divergences dans les interprétations, selon l'article 511 du code de Santé publique, la présentation d'une substance à des fins curatives lui confère la qualité de médicament. Aux yeux du droit, le placebo est donc un médicament comme les autres et sa prescription parfaitement licite. Pourtant, il ne faut pas oublier que le droit raisonne essentiellement en vue de l'intérêt général, alors que la médecine cherche d'abord à servir des intérêts particuliers. En dehors d'un contexte de recherche avec information et consentement formel, prescrire sciemment un « médicament » inerte pharmacologiquement, à quelqu'un qui vient consulter – et qui paie – pour obtenir un soin, représente une tromperie, condamnable ne serait-ce que d'un point de vue commercial. On ne peut pas vendre des produits factices en les prétendant vrais. À notre connaissance, la justice n'a pas (encore) fait connaître son point de vue sur le sujet, et il n'existe pas de jurisprudence permettant de trancher. Force donc est de considérer la question d'un point de vue purement moral. Il s'agit bien de juger d'une prescription avec intention de tromper. On peut en effet considérer qu'il y a tromperie sur le service rendu : un patient vient en principe consulter un homme de science, dans l'intention de se faire établir un diagnostic assorti d'un traitement adapté. Or, l'action du placebo est, par définition, non spécifique et, en définitive, ne se différencie guère de celle d'un guérisseur ou de la voisine bien intentionnée. Est-il normal dans de telles conditions de payer en monnaie sonnante et trébuchante un médecin diplômé, théoriquement formé à un minimum de connaissances pharmacologiques pour qu'il vous prescrive du vent ? Dans le dessin humoristique déjà cité, le problème était parfaitement posé par ce patient qui menaçait de payer en monnaie de singe, c'est-à-dire en placebo d'argent, si le traitement était lui-même un placebo. Mais voilà, il est tout aussi vrai que prescrire un médicament commercialisé, même si l'on sait que son efficacité est « très limitée », mais dont on se dit que « peut-être, ça marchera quand même un peu », revient à prescrire un placebo sans intention de tromper et n'est donc pas condamnable. Et c'est ce qui peut toujours se produire quand est prescrit un placebo impur, lorsqu'est mise en œuvre une thérapie sans effet spécifique dans les conditions présentes.

Même considérée ainsi, la prescription de placebos impurs continue de poser quelques problèmes d'ordre moral puisqu'elle traduit une certaine malhonnêteté intellectuelle du médecin qui sait pertinemment bien, par exemple, qu'il n'existe pas de traitement efficace de la grippe, mais qui pourtant continue à prescrire imperturbablement des cocktails à base de vitamines C « pour renforcer les défenses naturelles face au virus ». Que dire devant le fait que la France est un des seuls pays industrialisés où, toujours en cas de grippe, les médecins administrent des antibiotiques dont il est parfaitement prouvé que l'action antivirale est nulle et persistent à penser, contre vents et marées scientifiques, que « selon leur expérience, l'administration du médicament accélère un peu les choses et constitue de toutes façons une excellente prophylaxie contre une éventuelle surinfection microbienne » ? Même fondée sur de bonnes intentions, cette politique de prescription d'antibiotiques, purs placebos dans le cas présent, est indéfendable : non seulement ces produits peuvent produire des effets secondaires, mais ils représentent même un certain risque vital, puisqu'à un niveau plus général, leur administration régulière et tout à fait inutile provoque une sélection des germes résistants et concourt à réduire leur spectre d'action de plus en plus rapidement. On ne peut que critiquer cette pratique dangereuse et relativement coûteuse qui consiste à prescrire des médicaments parfaitement inefficaces, des placebos impurs donc, alors que le repos au lit, un bon grog et beaucoup de maternage font généralement très bien, même si l'ensemble semble moins scientifique, voire complètement anodin. Autrefois, la pharmacopée était limitée et l'on appelait le médecin surtout pour être fixé sur la nature, « grave ou pas grave », de la maladie et aussi pour recevoir quelques conseils de bon sens, une fois le diagnostic posé. De nos jours, la compétence médicale s'exprime moins par l'examen clinique que par les examens complémentaires, si possible sophistiqués, et par la prescription de médicaments, si possible nouveaux et variés, indépendamment parfois de leur inactivité ou de leur nocivité. Et c'est le piège auquel les médecins se laissent parfois prendre.

De l'erreur à la faute

Il y a quelques années, une véritable folle faisait le siège du cabinet d'un chirurgien. Elle demandait obstinément à être opérée, du ventre où, « je vous assure, Docteur, une vipère vivante est venue se loger ». Et la femme de décrire minutieusement les mouvements du terrifiant reptile et ses déplacements le long de l'intestin. Elle le sentait se lover, se détendre. Parfois même, il lui mordait le foie ou la rate, lui instillant au passage quelques gouttes de son redoutable venin. Le chirurgien commença par refuser obstinément de pratiquer une opération. Mais la dame insistait, s'incrustait dans la salle d'attente où elle faisait scandale. Elle pleurait, suppliait, prenait à témoins les autres consultants, menaçait même. Les années passaient et la pression montait, comme l'impatience et l'irritation du chirurgien. Un jour, n'y tenant plus, il annonça à sa persécutrice qu'elle l'avait convaincu, qu'il avait lu le récit d'un cas semblable qui avait été guéri par l'« exérèse » du serpent. Une ophidiectomie en quelque sorte. Il endormit la patiente enchantée, lui incisa superficiellement l'abdomen qu'il recousit à gros points bien visibles. Il attendit qu'elle se réveille. Lorsqu'elle eut repris conscience, il lui dit avec un bon sourire : « Vous aviez raison, je vous ai opérée et j'ai déniché une vipère de belle taille que j'ai finalement réussi à extirper à la pince. Regardez, je l'ai mise dans ce bocal de formol après l'avoir tuée. » Se croyant malin, l'homme au bistouri s'était procuré un reptile et avait monté toute la mise en scène. La dame, visiblement ravie, demanda à voir la bête de plus près. Vite, son sourire s'évanouit. « Docteur, c'est terrible. Regardez ! C'est une femelle. Elle avait pondu il y a quelques jours. Vous n'avez pas enlevé les œufs. Ça y est ! Je les sens éclore. Maintenant, par votre faute, ce n'est plus une mais dix vipères que j'ai dans le ventre ! » « Par sa maladresse et son incurie », le méchant chirurgien était devenu responsable d'une aggravation.

L'utilisation du placebo pose des problèmes éthiques indéniables, mais là ne s'arrêtent pas les effets pervers d'une pratique qui a également pour elle, ou plutôt contre elle, d'amener à certains faux-pas thérapeutiques. Il est en effet une vieille croyance médicale qui veut que la prescription d'un placebo n'ait pas d'importance puisque « ce n'est rien », ou même qu'elle permette, à la façon d'un test, de distinguer les « vrais » des « faux » malades. À partir de l'idée que seuls les simulateurs et les hystériques répondent favorablement à son action, en cas de doute diagnostique, devant un symptôme dont l'organicité n'est pas certaine, il est donc d'usage de prescrire un placebo : si le symptôme disparaît, il s'agissait certainement d'une création hystérique ; en cas de persistance, le symptôme est organique et il faut poursuivre les recherches. Le problème, c'est que cette assertion ne repose sur aucune réalité scientifique et n'amène que de fausses certitudes. Certains symptômes dits fonctionnels résistent parfaitement au placebo alors que certains signes bien organiques sont au contraire améliorés, au moins transitoirement, par cette forme de suggestion. Répétons-le, l'effet du placebo, comme l'effet placebo d'ailleurs, est essentiellement le reflet de la qualité de la relation médecin-malade. La magie relationnelle opère si le patient, à ce moment précis, est disposé à se laisser influencer, convaincre, subjuguer même, par son médecin. Pour que la mayonnaise prenne, il faut que tous les ingrédients soient réunis. Il ne suffit pas d'un malade hystérique, d'un docteur charismatique ou d'une pathologie fonctionnelle. La réussite ne dépend pas seulement du malade, elle dépend également de la personnalité du médecin, de la nature de la maladie et de la qualité de l'instant. L'oublier, c'est parfois mettre tout simplement en jeu la santé du patient. Les risques d'erreur diagnostique sont triple.

En cas d'organicité mais de placebo-réponse positive, le médecin peut poser un diagnostic erroné, interrompre les investigations et considérer son patient comme un « psy ». Or un « traitement-à-efficacité-non-démontrée » qui n'a pas été précédé d'un examen extrêmement soigneux et ne s'accompagne pas d'une certitude diagnostique risque de masquer une maladie grave et curable. Pendant ce temps, le processus pathologique continue à évoluer, et un temps précieux se perd. C'est ainsi que, récemment, un patient souffrant d'une baisse brutale de vision s'est présenté chez un ophtalmologiste de remplacement, le sien étant en vacances. Après un examen trop rapide, le spécialiste concluait à un décollement du corps vitré (qui ne faisait d'ailleurs aucun doute) et prescrivait quelques gouttes d'un banal collyre et beaucoup de repos. Deux mois plus tard, le patient se présente chez son ophtalmo habituel, pour un examen de routine. Il est assez satisfait, ses troubles ont passablement régressé, mais il reste méfiant vu le contexte et malgré l'amélioration. Un fond d'œil soigneux est alors réalisé et révèle trois déchirures non récentes de la rétine que le précédent spécialiste n'avait pas, dans sa hâte, aperçues. Il est probable que l'on se trouve devant ce que l'on pourrait appeler un faux effet placebo. Le traitement médicamenteux prescrit était certainement inefficace sur les déchirures rétiniennes, mais le repos et, peut-être, bien que ce soit loin d'être sûr, le collyre ont permis une sédimentation des corps flottants classiquement associés à un décollement du vitré. Il en a résulté une amélioration de la vision. Il est certain qu'ici la prescription d'un médicament peu efficace, associé au repos, a amené une amélioration qui a masqué pendant un certain temps l'affection sous-jacente qui, elle, était beaucoup plus grave et imposait en urgence un traitement par laser.

Il peut aussi arriver, en cas de non-organicité et de non-réponse au placebo, que le médecin, induit en erreur par cette placebo-résistance, multiplie les examens et ancre son patient dans la croyance d'un processus grave, rendant plus difficile encore toute prise de conscience de l'origine psychologique des troubles fonctionnels. Enfin, dernière configuration possible, en cas de non-organicité et de placebo-réponse positive, le patient, persuadé d'absorber un médicament authentique, acquerra, comme dans le cas précédent, une conviction d'organicité qui renforcera d'autant son symptôme. Dans les trois situations décrites, il est permis de penser que le placebo prolonge le cours de la maladie, et représente un coût humain et économique important bien que rarement évalué.

Si l'on quitte le cadre de la consultation privée pour celui de la recherche, on est confronté à des situations où le bon exercice de la pratique médicale est pareillement menacé. Plus que de simples bévues, plus que de malheureux accidents, il s'agit parfois de dérapages tout bonnement scandaleux. Certains grands essais cliniques de l'histoire ne sont pas indemnes de reproches. Lors de l'étude du vaccin de la poliomyélite antérieure aiguë réalisée contre placebo aux États-Unis, en 1955, il ne pouvait être question d'utiliser un traitement de référence puisqu'il n'en existait aucun. Il était par ailleurs difficile de commercialiser mondialement un produit dont on n'était pas certain de l'efficacité ni même de l'inocuité à long terme. La constitution d'un groupe placebo était donc défendable de ce point de vue. En revanche, il n'était peut-être pas nécessaire d'inclure un nombre aussi élevé d'enfants sur une période aussi prolongée. En outre, une étude de type épidémiologique avec vaccination effective d'un certain nombre d'enfants dans une région endémique et suivi rapproché aurait sans doute permis de lever les doutes et de procéder graduellement en rajoutant tranche par tranche des cohortes de sujets vaccinés. Lorsqu'un vaccin anti-sida sera enfin disponible, mais pas encore tout à fait sûr en termes d'efficacité, il sera intéressant de voir quelle méthodologie sera adoptée et acceptée par les comités d'éthique et les différents lobbies. Il serait très étonnant, vue la pression de l'opinion et des médias, qu'un groupe placebo puisse être mis en place et que des sujets réellement à risque acceptent la possibilité d'en faire partie. Pourtant, jusqu'à présent, la poliomyélite a probablement fait beaucoup plus de morts et d'handicapés que le sida, même si, n'étant pas vénérienne, elle n'a jamais atteint la même charge émotionnelle. Plus critiquable encore est l'étude contre placebo de la pénicilline dans les affections à streptocoques, car, à l'époque, en 1966, cet antibiotique avait déjà abondamment prouvé son efficacité. Deux patients du groupe placebo ont alors développé un rhumatisme articulaire aigu et une glomérolonéphrite ! Enfin, carrément scandaleuse fut une étude réalisée, en 1971, aux États-Unis. Il s'agissait de savoir si les effets secondaires des contraceptifs oraux étaient d'origine psychologique ou endocrinienne. On recruta des femmes américaines d'origine mexicaine (on se demande quelle pouvait bien être la rationalité scientifique d'une telle discrimination !). La moitié fut mise sous placebo à son insu. Bilan des courses : dix grossesses non désirées. À l'époque, l'efficacité de la pilule était bien démontrée. Que dire d'une telle étude qui a provoqué des drames humains pour répondre à une question, somme toute, peu importante, et qui, au fond, n'intéresse que les médecins ? On pourrait malheureusement multiplier les exemples d'études contre placebo concernant des médicaments dont l'efficacité était déjà prouvée sur des maladies évolutives.

À l'heure actuelle, tout au moins dans les pays industrialisés, l'obligation de se soumettre à l'avis d'un comité d'éthique et de recueillir, par écrit, un consentement libre et éclairé, semble pouvoir prévenir ce type de pratiques. Pourtant, ça et là, on entend parler d'essais à très grande échelle, menés outre-Atlantique sur des sujets sains, « pour voir » l'effet sur le vieillissement de certaines hormones peut-être moins anodines qu'il n'y paraît. Mais il arrive aussi qu'un chercheur soit, en toute bonne foi, conduit à publier de faux résultats, prenant pour efficacité pharmacologique ce qui ressort de l'effet placebo.

Il y a quelques années, je fus amené à étudier un nouvel antidépresseur particulièrement novateur et supposé très stimulant et désinhibiteur. L'étude consistait à prescrire ce produit en double aveugle contre un antidépresseur plus ancien, dit de référence, car bien éprouvé. L'une des patientes qui avait accepté d'entrer dans l'étude s'appelait Annie. C'était une maniaco-dépressive chronique, mélancolique asilaire, qui passait ses journées recroquevillée sur son fauteuil, terrée au fin fond du service depuis un temps immémorial. Les résultats ne se firent pas attendre, et purent être qualifiés de miraculeux. Annie se « réveilla », retrouva tonus et entrain, prit un appartement et sortit du service où elle ne venait plus que dans la journée pour prendre son repas de midi et participer à différentes activités d'ordre ergothérapique. Près de quinze ans après, elle est toujours « dehors » et coule une vieillesse relativement heureuse.

Annie était tellement désespérante et avait mis tellement de traitements en échec que sa « résurrection » frappa tout le monde. Bien sûr, sans aller jusqu'à dire que c'est à cause d'elle que le médicament fut commercialisé par la suite, des milliers d'autres personnes ayant également reçu le médicament, il est indéniable qu'on parla beaucoup de son cas au laboratoire, d'autant qu'à la levée de l'aveugle, il s'avéra qu'elle avait reçu le nouveau produit. Dans cette étude, Annie était devenue une sorte de malade culte ! Bref, le médicament sortit en pharmacie et eut un grand succès commercial. Quelques années plus tard, l'administration de mon hôpital, dans sa grande mansuétude, décida de procéder à quelques travaux de rafraîchissement du service. Les murs furent repeints et les fauteuils retapissés. Celui qui était réservé à Annie fut dégarni, on enleva les coussins. Et c'est alors que nous découvrîmes alors la quasi-totalité des médicaments qui avaient été donnés au cours de l'étude. Les gélules étaient soigneusement rangées autour des garnitures. Annie n'avait strictement rien pris, elle avait tout dissimulé dans l'épaisseur des coussins. Je n'ai pas eu le cœur de lui en parler, mais le laboratoire fut bien surpris.

Il ne s'agit pas d'une histoire de placebo à proprement parler, mais d'un effet placebo. Je crois qu'Annie m'aimait beaucoup à cette époque... Peut-être a-t-elle voulu me faire plaisir, mais sans prendre de risques inconsidérés, sans risques toxiques en tout cas ! Rien, pas une gélule, n'avait finalement été absorbé. C'est

nous tous, laboratoire compris, qui avions avalé la
pilule !

L'IMPOSTURE DÉLIBÉRÉE

Dans le livre de Tobit[1], l'ange Raphaël ordonne à
Tobias de pécher un poisson, de lui prélever le fiel et
de l'appliquer sur les yeux de son père Tobit, devenu
aveugle : « Le remède fera se craqueler et s'écailler les
leucomes de ses yeux ; alors ton père recouvrera la vue
et verra la lumière. » La sécrétion du poisson permet
donc à un leucome – trachome ? taie cornéenne ? cataracte ? – de *s'écailler*, de devenir comme une peau de
poisson à qui il est facile de retirer les écailles. Ces
temps sont loin, me direz-vous. Détrompez-vous !
L'organothérapie fait mieux dans la magie ou l'imposture. Cette technique particulière consiste à injecter
des extraits d'organes qui évoquent généralement la
partie souffrante du malade. Pour les troubles de la
ménopause, l'organothérapie propose un extrait
d'ovaire de truie. Pourquoi de truie ? Mystère des relations symboliques des organothérapeutes avec les
femmes ménopausées ! Récemment, nous avons aussi
pu rencontrer une jeune fille qui souffrait d'un dis-
gracieux ptosis ou chute de paupière. Un grand spécialiste, ophtalmo-charlatanologue de son état, lui
injecta de l'extrait de paupière dont l'origine reste
d'ailleurs questionnable tout autant, bien sûr, que
l'absence de tout résultat ! Cette dernière histoire met
bien en lumière à quel point le placebo se prête à l'utilisation frauduleuse et à l'exploitation commerciale.
Le discrédit attaché à de telles pratiques risque fort de
retomber sur la médecine tout entière. Car, au fond,
comment être sûr, lorsqu'on est patient, de distinguer
l'authentique médecin du charlatan cynique qui abuse

---

1. Ancien Testament.

de la crédulité des malades pour leur soutirer le maximum d'argent et qui se moque éperdument de l'efficacité du traitement ? La prescription de substances pharmacologiquement inactives par les médecins eux-mêmes vient encore compliquer le jeu et renforcer les risques d'assimilation.

De fait, la commercialisation d'un pur placebo peut se révéler extrêmement juteuse. L'astuce consiste à convaincre l'ensemble du public de la réalité de l'activité thérapeutique d'un procédé particulier. Voilà comment, pendant plusieurs années, on a vu pendre à l'arrière des voitures de petites chaînes, puis des bandes d'une matière noire, style caoutchouc, qui étaient destinées à combattre le mal des transports. Pour réussir ce type d'opération, deux conditions sont nécessaires. D'abord, il faut bien entendu que l'indication soit large. Ici, pas de problème. Rares sont les familles où l'un au moins des enfants, à peine arrivé sur une route tortueuse mais sans aires d'arrêt, n'a pas la fâcheuse habitude de restituer l'ensemble de son petit déjeuner, de préférence sur la robe du dimanche, étrennée pour assister à un mariage bucolique et très chic, dans une ravissante petite chapelle de campagne. La deuxième condition est de forger une explication physio-pathologique pour rationaliser l'action du produit. Comme chacun sait, le mal des transports est dû à un problème d'électricité statique et de magnétisation. Il suffit donc, grâce à un système généralement breveté et exclusif, d'établir un contact entre la partie métallique de la voiture et le sol pour évacuer toute ces influences néfastes. Comme toujours, il existe une idée simple – et un jeu de mots – derrière cet habillage pseudo-scientifique. Le mal au cœur étant en partie lié au fait d'être dans un véhicule en mouvement, l'opération consiste à relier l'automobile à la terre, comme en électricité. Le conducteur – la chaîne métallique ou la bande de caoutchouc – joue alors, ni plus ni moins le rôle d'une « terre » ! Le tour linguistique est joué : de mouvant, le véhicule se retrouve symboliquement rattaché à la terre ferme. Il faudrait vraiment être dérangé pour vomir dans une voiture reliée au sol ! Il est d'ailleurs probable qu'un certain nombre d'enfants ont été guéris de leur malaise grâce à la croyance qu'avaient leurs propres parents dans l'efficacité du procédé. Aujourd'hui, la mode est plutôt aux petits aimants collés derrière l'oreille, sans que, là non plus, des études très sophistiquées aient été réalisées.

Parfois, ce n'est plus le fabricant mais le public qui attribue des vertus supplémentaires à certains produits. Ainsi le Prozac, antidépresseur de la nouvelle génération au succès commercial fulgurant et mondial, s'est-il vu affublé par certains de ses adeptes de vertus initialement non prévues, qui ont détourné le médicament de ses indications « normales » et en ont fait la pilule du bonheur, la gélule que l'on absorbe à la moindre contrariété. Au cours d'une émission télévisée, certains utilisateurs de Herbalife*, un composé destiné à être substitué aux repas dans un but d'amaigrissement, se sont également mis à vanter leur produit qui, non seulement procurait un bien-être total, mais guérissait cancers, psoriasis et ulcères à l'estomac.

Or il ne faudrait pas imaginer que le placebo est une création angélique, une technique anodine, un aimable leurre. Sa prescription peut se révéler blessante, voire dangereuse, surtout si elle est inconsciente. Un article de la revue *Ça m'intéresse* dénonçait, en 1992, les risques des copies de médicaments, car, de la même manière que sont fabriquées des imitations de sacs Vuitton, de carrés Hermès ou de polos Lacoste, certains escrocs se sont attaqués au juteux marché de la pharmacie. Plusieurs cas de figure existent. La

---

* Tous les noms cités ici en italique sont des marques déposées.

contrefaçon peut être parfaite, la molécule et le dosage identiques. Le seul préjudice est économique. Dans d'autres cas, pour des raisons de coûts de production, si la molécule est la même, son dosage est inférieur. C'est ainsi qu'en 1980 plusieurs personnes en Hollande sont mortes, car leur médicament cardiologique ne contenait que la moitié de la dose prescrite. Troisième cas de figure, probablement le plus fréquent car le plus lucratif, les boîtes et les comprimés, parfaitement identiques aux vrais quant à leur présentation, ne contiennent que du placebo. Le lactose ou l'amidon coûtent nettement moins cher à produire que les produits actifs ! En Asie du Sud-Est, un médicament sur deux serait faux et proviendrait du Viêt-nam ou de Thaïlande. En Afrique de l'Ouest sont fabriqués des placebos de quinine, probablement responsables de très nombreuses morts et de la propagation du paludisme. Enfin, dernier cas, pire encore, le médicament actif est remplacé par un placebo impur, inactif sur le plan des effets thérapeutiques, mais violemment toxique. Au Nigeria, des escrocs ont remplacé le paracétamol – antalgique courant – par un solvant industriel, sans effet sur la douleur, mais particulièrement dangereux pour les reins. Cent neuf enfants de moins de six ans en sont morts. Le prescripteur ignorait totalement ce qu'il prescrivait. Cet exemple abominable prouve les dangers de l'utilisation d'un placebo et, *a fortiori*, d'une substance toxique en cas de maladie évolutive. Même prescrit avec conviction, un médicament toxique reste un poison.

7

L'épreuve de vérité

L'usage du placebo semble mettre en péril ce qui a longtemps fait la noblesse du métier de médecin : grandeur d'une science au service de l'homme, générosité d'une profession dévouée à la cause des malades, honnêteté d'une pratique désintéressée et hors de soupçon. Mais, comme souvent, seule l'utilisation qui est faite d'un outil ou d'une technique peut être qualifiée de bonne ou mauvaise. Le placebo en soi n'est ni bon ni mauvais. Il est ce que l'on en fait, pourrait-on dire. Et c'est si vrai que cette substance diabolique, totalement inactive mais parfois redoutablement efficace, qui semble faire vaciller les fondements de la médecine, est justement celle qui permet d'asseoir le caractère scientifique d'une thérapeutique, quelle qu'elle soit. Symbole de l'inertie pharmacologique, le placebo a, dans le rôle du non-médicament, une valeur irremplaçable. C'est lui qui permet, dans une recherche dite contrôlée, dans le cadre d'une expérimentation en double aveugle, d'évaluer de façon relativement objective l'efficacité d'une substance active en vue de son utilisation ultérieure dans le traitement d'une pathologie spécifique. Autrement dit, sans placebo, pas de preuve scientifique en médecine.

À l'heure des révélations

Lorsqu'on veut s'assurer de l'efficacité et surtout de la spécificité d'action d'un médicament, on doit pouvoir éliminer tous ses effets non spécifiques dans une situation donnée, qu'ils soient liés à la maladie et à son évolution naturelle – guérison spontanée –, au malade – suggestibilité – ou au médecin – pouvoir de conviction. La seule façon de réaliser cet objectif est de le comparer à un placebo, identique en tout point dans sa présentation (forme, taille, texture, couleur, odeur, saveur). Très souvent le problème est résolu en scellant le médicament étudié dans une gélule, et le placebo, poudre pharmacologiquement inerte, dans une gélule identique. Dans tous les cas, l'étude doit être randomisée, ce qui signifie que le produit, *verum* [1] ou placebo, sera tiré au sort : le prescripteur ne peut décider *a priori* qui recevra quoi. Autrement, il y aurait, plus ou moins volontairement, ce qu'on appelle un biais d'inclusion, le prescripteur choisissant de donner le *verum* aux malades qu'il « aime bien » ou à ceux qu'il pense plus gravement atteints et « balançant » le placebo à ceux pour lesquels il éprouve de l'agressivité, de l'indifférence ou qu'il juge moins sérieusement touchés. Il est bien évident que dans de telles conditions, on risque de constituer deux groupes différents, donc non comparables.

L'idéal est la méthode dite du double aveugle où ni le patient ni le médecin ne connaissent la nature du produit prescrit. Comme l'un et l'autre ignorent ce qui est réellement pris, aucune attitude ou contre-attitude téléguidée par une croyance dans l'efficacité du médicament étudiée ne peut être adoptée. Cette méthode permet en principe d'éviter tous les biais de sélection déjà décrits mais aussi ceux qui pourraient survenir

---

1. Produit « vrai », actif, à tester.

en cours d'étude. Le code de randomisation, c'est-à-dire la liste numérotée comportant l'ordre des malades avec ce qu'ils reçoivent, est placé dans une enveloppe scellée qui ne pourra être ouverte qu'en cas d'incident ou accident thérapeutique (en cas d'intoxication, par exemple, les centres de toxicologie doivent pouvoir savoir ce qui a été absorbé, tout le traitement de réanimation pouvant en découler) et, bien entendu, une fois l'étude terminée.

C'est en 1951 qu'a été publié le premier véritable essai contre placebo, permettant de prouver l'efficacité d'un médicament. Depuis ont été publiées des dizaines, voire des centaines de milliers d'essais contre placebo, utilisant la méthode dite en insu ou en aveugle. Pourtant, bien qu'une telle méthode soit indispensable pour assurer l'efficacité réelle d'un produit ou prouver les fondements incontestablement scientifiques d'une thérapeutique, son utilisation s'accompagne encore aujourd'hui d'un reste de mauvaise conscience. Lorsqu'il s'agit de « casser le morceau », de divulguer son existence, le vocable placebo a parfois du mal à passer. Tant que le consentement expresse du patient à être enrôlé dans une recherche pharmacologique n'était pas obligatoire, le clinicien chercheur, dans les meilleurs des cas, informait oralement son malade et, généralement, n'effleurait qu'à peine, ou de façon absconse, la possibilité de recevoir un placebo (une chance sur deux, sur trois ou sur quatre selon les cas). Maintenant, avec la loi Huriet, les choses ont bien changé. Une feuille d'information écrite est remise au patient et doit obligatoirement stipuler cette possibilité. Dans un premier temps, les réactions des investigateurs ont été extrêmement variables. Certains d'entre eux ont refusé tout net d'entreprendre des études comprenant un groupe placebo. D'autres ont joué le jeu, mais ont exercé différentes pressions pour que les laboratoires rédigent les fameuses fiches de consentement en utilisant des périphrases plus ou moins claires et surtout pour qu'ils bannissent le fameux mot. Quels ont donc été les termes utilisés? À partir des trois cents études contrôlées qui ont été examinées en trois ans par les CCPPRB A et B[1] de Lyon et grâce à l'aide de leur secrétariat, nous avons pu isoler un certain nombre de dénominations. Certaines sont assez ésotériques, pour ne pas dire hypocrites : « Le *patch* pourra être testé seul (sans produit) ou si nécessaire avec un véhicule (témoin négatif) », « Il est important de comparer les patients recevant l'un des deux médicaments à des personnes ne recevant pas de traitement actif, ceci est nécessaire afin de déterminer l'action effective de chaque médicament ». D'autres sont claires, mais une certaine culpabilité semble encore s'exprimer à travers une explication embarrassée quant à la nécessité de la procédure (pourquoi, franchement, le ferait-on si ce n'était pas indispensable?) : « Placebo, sorte de médicament sans effet pharmacologique propre mais pouvant avoir un effet psychologique favorable » ou encore « Substance pharmacologiquement inactive nécessaire pour établir une comparaison ». D'autres formulations sont claires et compréhensibles, mais évitent encore le terrible mot : « Le deuxième traitement ne contient pas de produit pharmacologiquement actif », « Produit pharmacologiquement neutre », « Produit sans action pharmacologique spécifique », « Produit sans action pharmacologique propre » ou encore « Substance pharmacologiquement inactive », « Produit pharmacologiquement inerte », « Produit de même aspect mais dépourvu de principe actif », « Traitement d'aspect identique mais non actif », « Produit à une dose pharmacologiquement inactive ». Enfin, et c'est maintenant le plus fréquent, l'information claire et

---

1. Comité consultatif de protection des personnes dans la recherche biomédicale; autrement dit, sorte de comité d'éthique.

précise n'hésite plus à placer le mot : « Placebo (substance inactive) », « Placebo, produit sans propriétés pharmacodynamiques spécifiques », « Placebo, c'est-à-dire un produit ne contenant aucun agent actif », « Comprimés contenant une substance dénuée de principe actif, appelée placebo », « substance non active de même présentation (placebo) », « Produit inactif (placebo) ».

Enfin, placebo n'est plus un gros mot ! Et c'est heureux lorsqu'on voit ce que son utilisation secrète dans la méthode du double aveugle a permis de découvrir en un temps où la législation n'était, malheureusement, pas suffisamment stricte.

Premières armes

Au début des années quatre-vingt, alors que je venais à peine d'être nommé assistant, j'étais tout à fait convaincu que la schizophrénie était une maladie comme les autres, peut-être causée par une sécrétion anormale, sûrement une toxine, et qu'un traitement simple pourrait en venir à bout, aussi vrai que la pénicilline avait vaincu le streptocoque. J'étais donc à l'affut de techniques originales et éventuellement spectaculaires. Mon attention fut attirée par toute une série de publications émanant de la prestigieuse université de Stanford : une béta-endorphine anormale avait été détectée dans le sang des schizophrènes et une simple série de dialyses rénales, en la filtrant et donc en l'éliminant, permettait de guérir cette maladie redoutable entre toutes. Avec la foi et le culot des néophytes, j'écrivis aux États-Unis pour connaître les détails du protocole utilisé et, fort de la réponse enthousiaste, j'allai tout droit frapper à la porte du professeur Traeger, néphrologue mondialement connu pour ses travaux de pionnier, notamment dans le domaine de la dialyse.

Les néphrologues, bien entendu, avaient eu vent de la méthode et ne voyaient évidemment pas d'un mauvais œil une possible extension de leur champ de compétence, d'autant que la schizophrénie est loin d'être une rareté. Cependant, nous décidâmes de « contrôler » la méthode et d'inventer un leurre d'un genre nouveau, le placebo de dialyse. Les patients et leurs familles étaient au courant de la méthode et avaient donné leur accord. Il s'agissait d'un *cross-over*, double aveugle *versus* placebo : pendant deux semaines, à raison de trois séances par semaine, le patient pouvait bénéficier soit d'une dialyse vraie, soit d'une dialyse placebo et la quinzaine suivante, c'était le contraire. Comme les malades, les psychiatres chargés de l'évaluation clinique ignoraient la nature du traitement. Un paravent percé était placé le long du lit, et le malade devait passer le bras à travers le trou ; il ne pouvait donc pas voir si son sang passait à travers la machine ou s'il était réinjecté directement *(shunt)*.

Les résultats furent absolument spectaculaires. Les cinq malades furent transformés très rapidement, et on put, pour trois d'entre eux, interrompre le traitement par neuroleptiques. L'un d'entre eux put même mener une existence normale : il sortit du service, trouva un foyer et un centre d'aide par le travail et resta une année entière sans prendre de médicament. Malheureusement, les résultats étaient aussi spectaculaires lors de la période placebo ou de la période active, et ce, quelque soit l'ordre des séquences. Il faut dire que nous y avions mis le paquet ! Il est facile de se mettre à la place d'un malade mental chronique, plus ou moins abandonné, soudainement poussé sous les feux de l'actualité thérapeutique : une équipe de psychiatres – jeunes, il est vrai, mais tellement prometteurs ! – qui se croyaient les premiers en Europe à mettre en œuvre une technique originale, spectaculaire et éventuellement dangereuse, associée à une équipe extrêmement prestigieuse de néphrologues. De plus, ceux-ci n'avaient guère eu l'occasion de voir des fous. Tout le service défilait donc, plus ou moins inquiet, afin de voir ce qui, à la longue, devenait une véritable attraction. Bref, toute une foule s'occupait de ces patients qui ont probablement trouvé là une certaine gratification. Il est possible aussi que la longue préparation, la fistulisation relativement douloureuse de l'artère, ait contribué à la réussite de l'opération.

En révélant l'inefficacité de la méthode américaine de dialyse dans le traitement de la schizophrénie, cette étude que des travaux comparables menés simultanément dans le monde entier sont venus conforter, a fort heureusement mis un terme au développement d'une technique aussi inutile que dangereuse. On peut d'ailleurs se demander si la fameuse cure de Sakel qui consiste à injecter de l'insuline à des malades mentaux afin de provoquer des comas hypoglycémiques n'est pas du même ordre. Cette technique a connu un succès mondial et durable. Des milliers de schizophrènes en ont bénéficié. Certains ont été améliorés, ont même connu des rémissions. D'autres en sont probablement morts. De fait la méthode était relativement dangereuse puisque le coma hypoglycémique peut amener des complications neurologiques irréversibles et que la cure était menée dans des conditions souvent rustiques mais extrêmement régressives, gratifiantes et maternantes. Toujours est-il qu'elle s'est révélée efficace tant qu'elle a suscité l'angoisse des soignants qui se demandaient, à chaque coma, si le malade allait se réveiller. Du jour où elle est entrée dans une certaine routine, plusieurs patients pouvant même être « sakélisés » à la chaîne, elle a perdu une bonne part de son efficacité. En l'absence d'études contre placebo, il est difficile de condamner définitivement une technique qui a sévi pendant plusieurs décennies. Pour la même raison, il ne semble pas souhaitable de continuer à l'utiliser. Il paraîtrait pourtant que certaines cliniques continuent de l'appliquer.

Spécifiquement efficace ou non, la cure de Sakel a de toutes façons certainement été le prétexte d'une placebothérapie intense. Une anecdote, non vérifiée, court à son sujet à l'hôpital du Vinatier. Il faut savoir que, pour réveiller un malade hypoglycémique, il faut le « resucrer », c'est-à-dire lui faire boire à la cuiller un sirop, ou, s'il est dans un coma trop profond pour boire, le perfuser avec une solution glucosée ou avec du glucagon, hormone naturelle qui provoque une remontée de la glycémie. Un patient schizophrène qui avait déjà bénéficié auparavant d'une cure de Sakel avait rechuté et l'on avait décidé de recommencer. Les comas se passaient très bien. L'hypoglycémie était contrôlée objectivement et atteignait des chiffres particulièrement bas. Et puis, un jour, on s'aperçut avec stupeur que l'infirmière inversait les ampoules et provoquait l'hypoglycémie non pas avec l'insuline, mais avec le glucagon, substance *hyper*glycémiante. Le conditionnement est parfois beaucoup plus fort que la biologie !

Manœuvres secrètes

Il est d'autres situations de recherche où le placebo a été utilisé à l'insu de presque tout le monde, à l'exception d'un ou deux protagonistes. C'est ainsi que Serge Follin, psychiatre français, a pu mettre en place un essai historique sur le Largactil, difficile à concevoir à l'heure actuelle sous le sourcilleux regard des comités d'éthique. La chlorpromazine (Largactil) a obtenu son autorisation de mise sur le marché en 1952 et a rapidement transformé la vie des institutions psychiatriques, permettant la sortie de plusieurs milliers d'aliénés jusque-là réputés incurables.

Cependant, le progrès qu'il représenta eut aussi un effet pervers. Se reposant uniquement sur leurs lauriers pharmacologiques, certains services abandonnèrent toute réflexion institutionnelle et toute tentative psycho-sociologique de désaliénation, paraphrasant le terrible jugement de Tite-Live sur la *pax romana* : *Ubi solitudinem, pacem appellant* [1]. Finies les activités collectives, sorties, fêtes, bals, veillées, et tout ce qui transformait les services ouverts en communautés parfois assez chaleureuses. Une chape morne semblait s'être abattue sur l'asile. Et l'on vit se pérenniser sur les cahiers de pharmacie des prescriptions interminables que les patients un peu trop bien calmés avalaient immuablement, années après années. Partant de ce constat, Follin tenta une expérience audacieuse.

Il jeta son dévolu sur un pavillon ouvert, peuplé de malades chroniques. À l'insu de tout le personnel et, bien entendu des aliénés eux-mêmes, il remplaça subrepticement les gouttes de Largactil par un placebo identique dans sa présentation. Seuls trois médecins et un interne avaient été mis au courant. Ce service vétuste n'accueillait pas de nouveaux malades et formait une communauté chronique et stable de malades réputés difficiles mais généralement calmes. Les doses quotidiennes de Largactil allaient de 150 à 700 mg, la durée de traitement s'échelonnant entre 200 et 900 jours.

L'expérience a duré en tout neuf mois, du premier mai 1959 au premier février 1960. Sur les soixante-huit malades qui ont participé à l'étude, trente-neuf seulement ont été retenus pour l'analyse ; vingt-neuf en ont été exclus : soit ils ont changé de pavillon, soit ils ont reçu des traitements associés. Il est évident qu'une des grandes faiblesses de cette publication réside dans l'absence de tout renseignement sur ces vingt-neuf exclus. Les résultats de cet essai n'en

----

1. « Là où ils font la solitude, ils l'appellent paix. »

demeurent pas moins étonnants. La vie pavillonnaire resta inchangée et personne ne se douta une seconde de la « supercherie ». Les incidents ne furent ni plus ni moins nombreux qu'auparavant. De nombreuses modifications de traitements, avec augmentation ou réduction des dosages de placebo, furent effectuées par les internes du service ou de garde, tout ceci à la satisfaction générale. L'été venu, une délégation de malades demanda à retarder l'heure de la distribution du Largactil pour pouvoir profiter plus longuement des soirées ! Leur demande fut acceptée. Quelques patients insomniaques retrouvèrent le sommeil lorsque la dose fut augmentée ; d'autres qui somnolaient s'animèrent lorsque la posologie fut réduite. L'auteur put vérifier que l'élimination du « Largactil vrai » était lente puisque des érythèmes solaires se produisirent comme tous les ans, en début d'été, deux mois après mise sous placebo.

Au bout de neuf mois, on fit les comptes. Pas de changement clinique chez quinze patients dont neuf schizophrènes, deux « déséquilibrés thymiques », un éthylique, deux déments et un patient souffrant d'un syndrome atypique. Des aggravations furent notées chez un schizophrène et un dément chez qui la réapparition de l'agitation ne put être calmée que par des injections de Largactil « vrai ». Certaines améliorations furent telles qu'elles permirent la sortie de onze malades dont quatre schizophrènes, six « déséquilibrés thymiques » et un épileptique. Dans onze autres cas, les progrès furent nets mais insuffisants pour l'autoriser : six schizophrènes, un « déséquilibré thymique », un confus, un arriéré, deux patients jugés « atypiques » étaient concernés. Le total de l'expérience montrait donc vingt-deux améliorations, dix-sept « échecs » dont deux aggravations. Sur vingt schizophrènes, on comptabilisa dix améliorations dont quatre sorties et dix échecs dont une aggravation. Chez les « déséquilibrés thymiques », le succès fut global et manifeste : on y comptait sept améliorations dont six sorties et seulement une aggravation.

Les auteurs notèrent que les patients, même améliorés, restaient passifs, conformément à la description du syndrome de passivité sous neuroleptiques faite par Paul Balvet à la même époque. La passivité serait-elle surtout induite par la chronicité induite par le service et l'attitude des gardiens-infirmiers ? Il est vrai que selon Gaston Ferdière, les neuroleptiques sont avant tout des « tranquilliseurs du personnel » ! Pierre Charazac, qui abordait également la question de la prescription des psychotropes dans son mémoire de CES de psychiatrie, suggérait une idée assez proche, à savoir que la nature de la prescription dans un service de psychiatrie dépend pour une bonne part de la personnalité de son responsable. En d'autres termes, si le patron est un anxieux, les prescriptions de tranquillisants vont se multiplier ; si c'est un déprimé, les anti-dépresseurs seront largement administrés ; enfin, si le patron est fou, la distribution de neuroleptiques sera généreuse. Bien entendu, il ne s'agit que d'une boutade, ou presque, le phénomène étant très difficilement quantifiable pour des raisons faciles à comprendre. Il reste que les neuroleptiques ont bien permis de traiter la peur que les soignants avaient de la folie. Débarrassé de cette crainte, on pouvait commencer à penser et, partant, à imaginer de nouveaux traitements. Sans aucun doute, ce sont bien les médicaments psychotropes qui ont notamment permis aux concepts psychanalytiques de pénétrer l'institution psychiatrique.

De précieuses informations

Dans l'expérience de Follin, l'utilisation quasi collective du placebo a permis de dissocier ce qui était dû au médicament de ce qui était dû à la maladie et de ce qui était dû à l'asile. Il est bien dommage que cette expérience n'ait pas été reprise plus scientifiquement ni analysée plus en profondeur car elle aurait certainement permis de mieux préciser les indications de ces médicaments et surtout, d'en fixer la durée d'utilisation. Une des principales plaies en psychiatrie reste en effet l'incapacité générale de la majorité des psychiatres à interrompre les traitements, soit par peur de la rechute, soit par pure chronicité.

Il y a quelques années, j'avais proposé une étude du même genre dans un des services les plus chroniques de l'hôpital psychiatrique où je travaille. Il est en effet connu, depuis de nombreuses années, que l'utilisation systématique et prolongée de certains médicaments dits « correcteurs » des effets neurologiques des neuroleptiques est non seulement inutile car inefficace, mais illogique car elle s'oppose aux neuroleptiques eux-mêmes dont elle réduit les taux circulants. Enfin, ces produits sont préjudiciables car ils favorisent l'apparition de mouvements anormaux (dyskinésies tardives), révélateurs de lésions neurologiques le plus souvent irréversibles. Pourtant, malgré des dizaines d'études, le poids des habitudes est tel que dans de nombreux services, on continue à prescrire systématiquement ces produits en association aux neuroleptiques. Cette pratique est d'autant plus ennuyeuse que ces médicaments associés à l'alcool ont des effets de type LSD, fort appréciés des toxicomanes. De ce fait, les malades psychotiques, lorsqu'ils ne les avalent pas, les revendent à la sauvette et alimentent un trafic assez peu recommandable.

Dans le plus grand secret, j'avais donc contacté le patron d'un service où, je le savais, la quasi-totalité des malades recevait un correcteur associé aux neuroleptiques. Pour sa défense, le patron, un homme honnête et cultivé, expliquait qu'il se trouvait pratiquement dans l'impossibilité de supprimer les fameux correcteurs car chaque fois qu'il avait essayé, cela avait suscité une profonde inquiétude chez les infirmiers, laquelle avait, par contagion, entraîné une résurgence des manifestations d'angoisse chez les malades. L'idée que je lui proposai consistait à remplacer le correcteur par un placebo chez la moitié des patients sélectionnés par tirage au sort. Seul le patron en question, le pharmacien de l'hôpital et moi-même serions au courant, ainsi que les deux jeunes internes en psychiatrie qui soutiendraient leur thèse à partir de cette expérience. Cela se passait, bien entendu, longtemps avant la loi Huriet car, de nos jours, la procédure de recueil du consentement éclairé et par écrit du patient aurait rendu cette étude pratiquement impossible.

La procédure était simple : pendant un mois, tous les patients du service recevant le correcteur continuaient à en absorber exactement la même dose, mais le comprimé était introduit dans une gélule. L'explication officiellement donnée au service était que le laboratoire projetait de changer la forme galénique. Ceci permettait de bien évaluer les mouvements anormaux, et l'état psychique des malades en période dite de contrôle et de préparer en douceur le vrai changement. Au bout de ce premier mois d'observation, après tirage au sort pour éviter d'être influencé d'une façon ou d'une autre, la moitié des sujets recevait, pendant un autre mois, la même gélule mais vide alors que l'autre moitié des patients continuait à recevoir le même traitement.

Les résultats furent à la hauteur de notre attente. Aucun des sujets sous placebo ne présenta la moindre aggravation neurologique, une apparition de mouvements anormaux ou un incident quelconque. De plus, du fait d'une amélioration clinique constatée par les internes du service qui n'étaient pas dans la confidence, les prescriptions de neuroleptiques furent revues à la baisse chez un certain nombre de malades appartenant au groupe placebo. Privé de correcteur, un malade pouvait donc aller mieux et réduire sa consommation de neuroleptique ! Nous n'avons malheureusement aucun moyen de savoir ce qu'en pensèrent les toxicomanes, au cas où quelques gélules de placebo auraient été revendues à notre insu ! À la fin de l'étude, nous avons réuni l'ensemble du service, médecins, internes, infirmiers et leur avons révélé le pot aux roses. Une fois la surprise passée et après quelques protestations de pure forme, tout le monde manifesta un vif intérêt, parfois même un réel enthousiasme. Apparemment, chacun était désormais convaincu de l'inutilité, voire de la nocivité des correcteurs. Pourtant, quelques années plus tard, je repassai dans le service pour un tout autre propos et m'enquis poliment des habitudes de traitements. Je découvris alors, avec beaucoup de tristesse, que la majorité des patients avaient été remis sous correcteur. La chronicité induite par l'asile s'était finalement révélée beaucoup plus forte que la science !

De façon plus générale, il est certain qu'en France un certain nombre de traitements sont toujours en vigueur alors qu'ils n'ont jamais prouvé la moindre efficacité. Prenons un dernier exemple, celui des fameuses cures de sommeil. Dans de nombreuses cliniques privées, les patients déprimés sont bourrés de barbituriques, neuroleptiques, tranquillisants, qui les font dormir pendant quelques jours, voire quelques semaines. L'idée empirique est de les éloigner quelque temps de leur problème, de les mettre en quelque sorte entre parenthèses pharmacologiques. Cette technique n'a en vérité jamais été étudiée scientifiquement, et son seul effet positif certain concerne l'équilibre budgétaire desdites cliniques. Rien ne permet de penser qu'elle se différencie d'un simple placebo. Il est tout de même étrange que les autorités sanitaires de notre pays ne se soient jamais posé cette question toute simple : pourquoi les cures de sommeil sont-elles toujours pratiquées dans le privé et presque jamais dans le public où les contraintes budgétaires ne sont pas les mêmes ? Une étude nationale ne devrait-elle pas être lancée, d'autant plus que les cures de sommeil ne sont pas totalement dénuées de risques et qu'elles précipitent souvent les patients dans la toxicomanie médicamenteuse ?

Où l'on se heurte à d'étranges résistances

Dans tous les exemples que nous avons cités, le placebo a indéniablement une fonction de révélateur. Il est ce qui a permis de dénoncer en toute certitude l'inefficacité et les dangers de certains traitements déjà commercialisés ou sur le point de l'être. Il est ce qui a permis de mettre à jour les pratiques parfois douteuses de certaines institutions. En ce sens, utilisé à titre de non-médicament, le placebo est au fond au service des consommateurs, patients ou malades, dont il protège les intérêts et les droits mais aussi de façon indirecte la santé. Ce rôle de trouble-fête qu'il en vient parfois à jouer ne va évidemment pas sans provoquer le mécontentement de quelques-uns, voire la franche hostilité de quelques autres.

Le refus des homéopathes

L'homéopathie revendique le fait d'avoir été la première à utiliser le placebo, et c'est parfaitement justifié. Seulement, Hahnemann avait préconisé l'emploi du placebo, non pas pour prouver l'efficacité de sa méthode, mais simplement pour ménager des pauses thérapeutiques, ce qui représente une nuance importante. S'il recommande, dès 1846, l'administration de substances inactives, c'est qu'une telle pratique permet d'interrompre, provisoirement et à l'insu du malade, le traitement en cours et de renforcer l'action des véritables médicaments dans les périodes dites de dilution « active ». Le même Hahnemann consacre d'ailleurs de longues et savoureuses pages à décrire avec quel luxe de précautions il convient de préparer un placebo en homéopathie, s'assurant bien que le sucre de lait, le fameux *saccharum lactis*, n'a pas de vertu thérapeutique et que la vaisselle utilisée est toute neuve, pour éviter que la silice contenue dans le mortier de porcelaine n'ait pas été « dynamisée par le frottement, c'est-à-dire élevée à la puissance Silice I ».

En dehors de cette utilisation très circonscrite du placebo, l'homéopathie revendique pour les remèdes qu'elle utilise une valeur thérapeutique réelle. Aucune démonstration claire n'en a pourtant jamais été apportée. Voilà probablement pourquoi dans le débat qui, depuis bien des décennies, oppose tenants et opposants de la doctrine homéopathique, l'une des critiques les plus récurrentes est justement celle selon laquelle les indéniables succès de cette médecine reposent pour l'essentiel sur une puissante placebothérapie. C'est sans doute Jean-Jacques Aulas, lui-même ex-homéopathe, qui a le plus abondamment soutenu ce point de vue puisque, selon lui, l'homéopathie représente « le meilleur moyen connu à ce jour pour optimiser l'effet placebo ». Il est vrai que par la longueur de ses consultations, la prescription de remèdes inhabituels et l'utilisation de mystérieux noms latins, l'homéopathie fait tout ce qu'il faut pour maximaliser et en quelque sorte rendre plus probable la possibilité d'induire un effet placebo. Cette thèse doit bien entendu sonner de façon particulièrement déplaisante aux disciples orthodoxes de Hahnemann. Car s'il est bien un point sur lequel allopathes et homéopathes s'accordent, c'est sur le refus de l'effet placebo comme fondement premier de l'action thérapeutique, les premiers y voyant l'image d'une action préscientifique, non pharmacologique et donc non rationnelle, les seconds y apercevant une évocation de l'incertitude des théories qui soutiennent leur art.

À notre connaissance, aucune étude n'a prouvé de façon absolument certaine une action pharmacologique spécifique de l'homéopathie, aucune n'a non plus démontré le contraire. À l'heure actuelle, la question reste donc posée de savoir si l'homéopathie agit exclusivement à travers des mécanismes de type placebo. Cette question se révèle particulièrement difficile du fait que cette médecine se propose de soigner des maladies extrêmement variées, et qu'il est bien probable que les mécanismes physiologiques à travers lesquels s'exerce l'effet placebo sont quasiment aussi variés que les pathologies auxquelles il s'adresse. L'effet placebo n'a très probablement pas de support biologique univoque, et les situations fort diverses qu'il recouvre en pathologie en supposent de nombreux. L'homéopathie, par la diversité de ses indications et de ses méthodes, pratiquement aussi nombreuses que les homéopathes, se trouve à l'heure actuelle dans une situation comparable à celle du placebo. Toutes les hypothèses sont ouvertes à l'imagination et aux recherches. L'eau a-t-elle une mémoire? Nous ne le savons pas, mais l'homme, lui, en a une. Beaucoup même! Mémoire atavique de son histoire personnelle ou collective et mémoire des conditionnements qui s'y rattachent, mémoire des récepteurs, mémoire immunitaire des agressions bactériennes, mémoire génétique... Il est probable que l'effet placebo fait appel à tout cela, et que tout cela renvoie au concept de sensibilité en homéopathie. Dans son expérience *princeps* en 1790, Hahnemann a-t-il démontré la pathogénésie de l'écorce péruvienne (la quinine), sa propre sensibilité à cette substance, la mémoire biologique du traitement antipaludéen qu'il avait reçu dans le passé, ou bien tout à la fois ? S'il n'existe pas de réel profil de malade placebo sensible ou de médecin placebo inducteur, il est des situations thérapeutiques génératrices d'effets placebo, nocebo ou de placebos résistances. Ces effets ne sont finalement rien d'autre que le reflet de la qualité de la relation médecin-malade. Si la confiance induite par l'homéopathe est grande, l'effet thérapeutique ne le sera pas moins. S'il est probable que le mode d'approche de ces praticiens utilise au mieux l'effet placebo, ce qui est certainement louable du point de vue des patients, cela rend d'autant plus difficile la mise en évidence d'une différence statistique entre homéopathie et placebothérapie.

Un grand nombre d'études utilisant une méthodologie en double aveugle, homéopathie *versus* placebo, ont bien été publiées. Elles concernaient le plus souvent la douleur, l'intestin irritable, la prévention de la grippe. Il faut bien dire que parmi celles qui n'étaient pas biaisées méthodologiquement, notamment au niveau de la randomisation, la grande majorité des résultats étaient soit négatifs, soit contradictoires. Les homéopathes les plus puristes jugent sévèrement ce type de méthodologie, car, selon eux, elle n'est pas conforme à la doctrine, à l'esprit même de l'homéopathie et ils ont entièrement raison sur ce point. En effet, toutes ces méthodes étudient un seul remède, par exemple l'opium dans la colopathie fonctionnelle ou l'oscillococcinum dans la prévention de la grippe, c'est-à-dire qu'elles s'inscrivent dans un mode de pensée allopathique : à un symptôme ou une maladie donnée correspond un remède donné, alors que la pensée hahnemannienne insiste sur le fait que la prescription doit s'appuyer tout autant sur le terrain que sur le symptôme. On ne prescrit pas la même chose à un petit gros colérique et rougeaud qu'à un grand maigre flegmatique et pâle. Pour autant que nous sachions, aucune des études publiées à ce jour n'a pris en compte ce problème de façon réellement scientifique.

Il y a quelques années, j'avais été invité à une réunion nationale organisée par les laboratoires B., afin de traiter la question des rapports entre placebo et homéopathie. La question de la méthodologie est bien entendu venue sur le tapis. Nous avons alors proposé à l'assistance de lancer une étude par une méthode que nous pourrions qualifier de « méthode des deux valises à tiroirs ». Puisque dans tel ou tel syndrome, les prescriptions peuvent varier en fonction du terrain, il suffit de faire le compte de tous les remèdes susceptibles d'être prescrits dans une indication précise comme, par exemple l'insomnie d'endormissement. À partir de cette liste de remèdes, il est facile de préparer deux valises A et B, munies d'autant de tiroirs que de substances. La valise A ne contient que des remèdes dits « actifs », la valise B, des remèdes dits « placebo ». Selon un tirage au sort aléatoire et randomisé, au fur et à mesure qu'ils sont inclus dans l'étude, les patients recevront les uns des remèdes provenant de la valise A, les autres des remèdes provenant de la valise B, c'est-à-dire un cocktail composé soit uniquement de remèdes actifs, soit uniquement de placebos. Cette méthode aurait été parfaitement conforme à la doctrine homéopathique, et devenait, par conséquent, inattaquable tant par les plus puristes des homéopathes que par les tenants de la méthodologie scientifique dont Aulas est l'un des chefs de file. Au cours de la réunion, les laboratoires B. s'étaient déclarés d'accord pour financer toute l'opération, notamment la fabrication des valises, et nous pensions rencontrer un grand succès auprès de l'assistance. Quelle ne fut pas alors notre surprise devant le refus hostile, voire agressif d'un grand nombre d'homéopathes de l'assistance, notamment les plus anciens d'entre eux pour qui, en définitive, il apparaissait que l'homéopathie n'avait nullement besoin de preuves de ce type, l'observation clinique et l'expérience étant, selon eux, largement suffisantes et la méthode utilisée se justifiant amplement par sa seule existence.

Pourtant, il est clair que l'homéopathie, si elle a confiance en elle-même, devra, parce qu'elle court le risque d'être, un jour, assimilée au charlatanisme, se plier aux exigences méthodologiques modernes, selon les techniques que nous avons exposées plus haut. Il est vrai qu'elle a tout à perdre, car, en cas d'échec, il faut le dire assez prévisible, elle sera reléguée au rang de placebothérapie et perdra toute son efficacité, la confiance des clients s'envolant avec le mystère. C'est probablement pourtant le prix à payer pour établir la vérité. La perte d'une technique de soin et d'un secteur économique est toujours regrettable, mais gageons que l'esprit humain sera suffisamment inventif pour qu'une nouvelle théorie émerge, propre à soulager les sujets souffrants et pas trop regardants sur le plan de la rationalité. Cependant, elle occupe une place utile dans le paysage sanitaire, car s'il s'avère qu'elle n'est pas efficace spécifiquement, il est bon que des méthodes placebothérapiques existent et soient pratiquées par des médecins capables de faire le tri entre le curable et le non-curable.

L'échappée belle de la psychanalyse

La psychanalyse se heurte, pour sa part, à des difficultés méthodologiques encore plus grandes. Tout d'abord, il ne faut pas oublier que tout le monde n'est pas d'accord sur le fait qu'il s'agisse ou non d'un soin. Sans trop insister sur l'aphorisme déjà cité de Louis-Pierre Jenoudet, « la psychanalyse fait d'autant plus de bien que l'on va bien au départ », on pourrait citer Jacques Lacan pour qui « la guérison vient de surcroît ». Dans ces conditions et d'un point de vue philosophique, la psychanalyse peut être considérée comme un avatar du fameux « connais-toi toi-même » de Socrate et constituer un passionnant moyen de se mieux connaître, un beau voyage au pays de l'inconscient, une méthode introspective à situer dans le domaine philosophique plus que thérapeutique. D'un autre côté, nombreux sont ceux qui refusent de distinguer la psychanalyse didactique de la cure psychanalytique, arguant du fait que le carburant, ce qui fait avancer tout le processus, c'est le symptôme et la souffrance qui lui est attachée. Il me souvient d'un condisciple qui se sentait très bien dans ses baskets, selon la terminologie moderne, mais qui voulait absolument être analysé au début de ses études de psychiatrie. C'était à l'époque presque obligatoire d'ailleurs. Après avoir vainement recherché ses symptômes et sa souffrance, il avait finalement conclu qu'un tel désir d'être analysé constituait en soi un symptôme et que ne pas être encore analysé le faisait beaucoup souffrir. C'est maintenant un analyste de grand talent. Pour d'autres encore, l'analyse didactique est un processus de formation qui se distingue nettement de la cure, technique de soin.

Dans de telles conditions de flou quant aux finalités mêmes de la méthode, il devient bien difficile d'envisager une évaluation objective, d'autant que même parmi ceux qui revendiquent un caractère thérapeutique pour la psychanalyse, les indications font l'objet d'une controverse entre les écoles. Pour Freud, seule la névrose et essentiellement les névroses hystériques et phobiques (hystérie d'angoisse) constitueraient une bonne indication. Ses successeurs ont inclus les autres névroses, dont la névrose obsessionnelle. Pour Lacan et une partie de son école, la psychose n'est pas une contre-indication, bien au contraire. Les Kleiniens traitent les enfants, notamment les psychotiques, et Marty prend en charge les maladies psychosomatiques, même si les symptômes en sont « bêtes », c'est-à-dire non symboliques. Un de mes maîtres, Bruno Bettelheim plongeait dans un bain institutionnel psychanalytique les enfants souffrant d'autisme, et Anzieux utilise la psychanalyse en dynamique de groupe, aussi bien dans un but didactique que thérapeutique, pour toutes sortes d'indications. Dès lors qu'une méthode qui se veut thérapeutique est pratiquée éventuellement par des médecins et se veut efficace quels que soient les symptômes ou la maladie traitée, on peut la considérer comme non spécifique, c'est-à-dire assimilable à un placebo. Cette idée est renforcée par le fait que son efficacité semble essentiellement liée à la qualité de la relation existant entre l'analyste et l'analysant.

Des études récentes ont été menées par Kupfer, sous l'égide du NIMH[1], équivalent américain de l'INSERM. Il s'agissait de suivre, pendant cinq ans, cinq groupes de vingt-cinq sujets déprimés sévèrement, présentant une forte probabilité de rechutes et traités, soit par une psychothérapie interpersonnelle (psychothérapie brève d'inspiration analytique), soit par une psychothérapie du même type associée à 200 mg d'imipramine[2] ou encore à un placebo, soit par 200 mg d'imipramine prescrits au cours de consultations « classiques », soit par du placebo associé à des consultations « classiques ». De très nombreuses précautions méthodologiques avaient été prises. Les patients étaient assignés à tel ou tel groupe de traitement par tirage au sort. L'homogénéité des différentes techniques de soins avait été assurée par des sessions de formation préalables. Les

---

1. National Institute of Mental Health.
2. Antidépresseur de référence.

évaluations étaient assurées par des cliniciens indépendants et également « homogénéisés ». Cette étude
a permis de conclure à une nette supériorité des deux
groupes comprenant des doses efficaces d'imipramine. Il n'apparaissait, en revanche, pas de dif-
férences entre la psychothérapie brève d'inspiration
analytique, et l'entretien psychiatrique classique,
c'est-à-dire généralement chaleureux et empathique
destiné à soutenir le patient déprimé.

Il est de fait que les études destinées à évaluer l'efficacité de la psychanalyse sur tel ou tel symptôme sont
rares. Il semble cependant assez bien établi qu'elle
n'influe guère sur le cours naturel de la maladie dans
les phobies (assez faciles à quantifier), et que si elle est
efficace dans la dépression, elle ne se différencie pas
statistiquement de la bonne tape dans le dos, assortie
de la poignée de main virile, du médecin paternaliste
et rassurant (chacun son style !). Il n'existe pas d'étude
rigoureuse dans les autres indications énumérées,
notamment dans l'hystérie et l'on ne voit d'ailleurs pas
bien comment quantifier une entité psychopatholo-
gique aussi protéiforme qu'insaisissable. Il est donc
impossible et à la limite malhonnête, dans l'état actuel
des connaissances, de conclure définitivement à l'efficacité comme à l'inefficacité de la psychanalyse.
Cependant, on peut imaginer que de telles études
seront entreprises un jour, car l'évaluation des soins
en santé mentale est à l'ordre du jour, dans le cadre de
la maîtrise des dépenses de santé. Il est prévisible que
le luxe des précautions méthodologiques utilisées,
notamment l'homogénéisation des techniques de traitement psychanalytique qui transforment en procédé
une approche par définition singulière et chaque fois
réinventée, ne pourra qu'amener des résultats négatifs. Sur un plan épistémologique, il est indiscutable
dans le cas présent que l'observation elle-même modifie l'objet de l'observation.

La majorité des études a donc été « naturaliste[1] » ou « corrélationnelle[2] », comportant un large recueil de cas. D'autres approches de l'évaluation sont possibles. À défaut de groupes témoins, il est possible de comparer entre eux les effets de différentes approches psychothérapeutiques dans le but de les évaluer. Les différents paramètres pris en compte dans ce type d'évaluation peuvent être le patient, le soignant, l'entourage du malade, le mode de prise en charge, le cadre de celle-ci, éventuellement l'institution et les interactions soignant-soigné. Ce dernier élément s'est d'ailleurs révélé, dans la plupart des études évaluatives de psychothérapies, « être un des meilleurs facteurs prédictifs de succès ». Le Groupe lyonnais d'évaluation des psychothérapies a donc bâti une « échelle d'engagement du patient dans le soin » recueillant :

– les données objectives : âge du patient, conditions sociales, sexe, gravité d'un symptôme, durée de la prise en charge, nombre de séances ;

– les données subjectives : degré de souffrance, investissement du patient ou du thérapeute sur le type de prise en charge étudié ;

– les données symptomatiques et diagnostiques : DSM III – R, Échelle Santé-Maladie (ESM) de Luborsky, bilan d'évaluation clinique (BEC) établi par les auteurs.

À partir de toutes ces données et de leurs corrélations, les auteurs ont cherché à évaluer les changements intervenus au cours des psychothérapies, en précisant « pour tel type de patient, tel type d'approche a tendance à produire tels types de changements », se démarquant ainsi nettement du point de vue simpliste dont l'objectif serait d'affirmer : « telle approche donne de meilleurs résultats que telle

---

1. C'est-à-dire ouverte, en observant le déroulement naturel des choses.

2. Les symptômes sont comparés avant et après le traitement.

autre ». Ce type d'approche a pour avantage de sortir la psychanalyse du carcan des méthodes comparatives et d'évaluer simplement si « elle fait du bien, à qui, et dans quelles conditions ». Dépassant le débat « technique placebo (non spécifique) ou non », de telles évaluations prennent acte du fait que la psychanalyse existe, a du succès et que certains sujets en sont satisfaits et d'autres non. Sans l'avouer, elles sortent la psychanalyse du domaine des « sciences dures », sans pour autant la ranger au nombre des « médecines douces ». Lui permettant d'échapper au champ de la médecine scientocratique, elles rendent son expérimentation contre placebo superflue et déplacée.

La psychanalyse aurait d'ailleurs tout à gagner à sortir du piège de la reconnaissance scientifique qu'elle n'obtiendra probablement jamais, n'étant ni reproductible ni réfutable. Si elle demeure un instrument de connaissance incomparable, amène du sens aux thérapeutes qui en ont bien besoin pour survivre face à l'irrationnel de leurs patients, et permet un merveilleux voyage à l'intérieur de soi-même, elle ne présente pratiquement aucun des critères scientifiques. Cela n'enlève rien à sa respectabilité, à partir du moment où elle accepte un statut plus humaniste et ne devrait pas poser de problème de fond, car rien n'interdit de (se) faire du bien sans être scientifique. Et c'est beaucoup. Restera cependant la question de la prise en charge par les assurances maladies. Comprendront-elles un tel discours ? C'est à souhaiter.

TOUT SE COMPLIQUE

Les études en double aveugle contre placebo semblent représenter à l'heure actuelle ce qui se fait de mieux en matière de pureté et de rigueur scientifique dans la recherche pharmacologique. Pourtant, la dite méthode n'est pas elle-même exempte de reproches. Les homéopathes et les psychanalystes en ont d'ailleurs bien vu les faiblesses. Dans le monde même de la recherche, des critiques commencent à s'exprimer qui paraissent parfaitement justifiées. La première, incontournable, est que ce type d'expérimentation place les malades et les cliniciens dans une situation totalement artificielle, non comparables à la pratique quotidienne de la médecine.

Si l'on prend l'exemple de la psychiatrie qui est probablement le plus caricatural, il est évident que d'un point de vue séméiologique, les patients recrutés sont l'exception, car ils doivent avoir un syndrome parfaitement pur, « comme dans les livres de classification », ce qui est parfaitement rare dans la réalité et ne peut en fait exister que dans le milieu de la recherche hospitalière. Dans mon service pourtant structuré pour favoriser la recherche en pharmacologie, sur dix patients déprimés hospitalisés, à peine un satisfait pleinement aux exigences des différents protocoles : trop anxieux, obèse, risque suicidaire, sans contraception et surtout exigence d'une monothérapie avec passage par une période dite de *wash out* au cours de laquelle aucun médicament n'est administré. Si l'on prend la peine de réfléchir, il est clair que, toujours dans le domaine de la dépression, une bonne dose d'hypocrisie, voire de mauvaise foi est nécessaire : en général, les protocoles dits contrôlés prévoient des patients déprimés suffisamment sévères pour atteindre des scores minimaux (assez élevés) aux échelles quantitatives, mais, du fait de l'éventualité pour ces patients de recevoir un placebo, il est en général précisé qu'ils ne doivent pas présenter de risque suicidaire. Il est évident que des patients déprimés majeurs, avec des scores élevés aux échelles mais non suicidaires, n'existent pas. Comment fait-on alors ? Soit l'investigateur en est réduit à sélectionner des malades « tranquilles », sans risques, et doit « pousser » un peu l'interrogatoire pour atteindre le minimum requis au score, sélectionnant les sujets les plus « spectaculaires », donc les plus hystériques, ce qui constitue très certainement un biais de sélection. Soit il doit négliger – ne pas entendre – les idéations suicidaires, avec tout ce que cela représente de mensonges par omission, d'angoisse et de risque d'ulcère de *stress* pour lui-même ! Bien entendu, si l'exemple de la dépression est caricatural, bien que réel, et devrait amener des solutions plus originales, la méthode contre placebo reste parfaitement correcte dans d'autres pathologies, surtout lorsqu'elles ne sont pas vitales.

Une autre critique repose sur le fait que cette situation artificielle influence en tant que telle le cours de la maladie. Évidemment ! répondront les tenants de la méthode, et c'est justement la justification du groupe placebo qui permet d'évaluer l'évolution de la maladie en situation thérapeutique comparable en tout sauf en ce qui concerne le traitement étudié. Cela n'est pas totalement justifié, car si le groupe placebo permet de comparer les différents paramètres dans la situation de recherche, il ne permet aucune comparaison avec la situation thérapeutique en clientèle de ville non expérimentale qui pourtant devrait représenter la finalité ultime. Il y a quelques années, j'ai été amené à concevoir un schéma expérimental pour étudier un produit qui avait prouvé chez le singe que, sans perturber la hiérarchie sociale du groupe d'animaux (les chefs restaient les chefs, les soumis restaient soumis, il ne s'agissait donc pas d'un produit « révolutionnaire »), il rendait les échanges plus conviviaux : plus de *grooming*, d'épouillage, de caresses, de tendresse, moins de distance entre les individus. Comme il était probable qu'aucun comité d'éthique n'autoriserait de proposer une expérimentation aux dirigeants de l'ex-Yougoslavie, du Rwanda ou du Cambodge, il m'avait été demandé de concevoir un protocole, en psychiatrie, chez des sujets agressifs. Il avait d'abord fallu convaincre les fameux comités d'éthique de l'époque que réduire l'agressivité n'était pas forcément totalement immoral bien que, effectivement, l'agressivité ne soit pas, par essence, quelque chose de pathologique. Il est évident que, sans agressivité, l'humanité aurait disparu depuis longtemps de la surface de notre planète. Cependant, lorsqu'un psychopathe vous a à moitié assommé, vous vous dites que l'éthique sociale ainsi comprise a des limites et que réduire certaines formes d'agressivité peut amener certains avantages non négligeables. Le protocole décidé a revêtu la forme d'un *cross-over*, comparant le médicament anti-agressif à un placebo. Pendant un mois, les patients recevaient soit le produit, soit le placebo, puis pendant un mois, ils ne recevaient rien du tout et pendant encore un mois, ils recevaient soit le placebo, soit le produit. Le mois où ils ne recevaient strictement aucun traitement était nécessaire, d'un point de vue statistique, afin que les sujets reviennent, autant que possible, au stade initial, et que les deux périodes soient donc comparables puisque démarrant du même état clinique. Dans ce type d'essai, chaque sujet est son propre témoin. Sur trois mois, les patients ne recevaient donc que pendant un mois le produit supposé actif. Les sujets étudiés devaient être agressifs, en les évaluant avec des échelles d'agressivité tirées de questionnaires plus larges (AMDP, Hopkins Symptom Check List). De fait, il s'agissait bien de sujets très agressifs, du style paranoïaques attendant l'huissier avec un fusil, psychopathes sortant de prison ou d'internement... Les évaluations-entretiens avaient lieu tous les quinze jours, sauf pendant la période sans rien où pendant un mois ils n'étaient pas vus (toujours l'exigence de retrouver l'état clinique de départ).

Enfin, du fait de la difficulté du protocole, les investigateurs étaient réunis, tous les mois, dans un groupe de supervision, de type Balint, afin de contrôler la bonne marche des opérations et de rassurer tout le monde, y compris le laboratoire ! Il a fallu plus de deux ans, aux cinq investigateurs pourtant chevronnés, pour réunir trente observations exploitables. Les résultats ont été pour le moins surprenants : pas de différence entre la période placebo et la période traitement, et pour cause puisque les scores d'amélioration atteignaient en moyenne 80 % dans les deux cas de figure. Il aurait donc fallu un sacré produit pour faire mieux que le placebo dans ces conditions. En revanche, la différence était hautement significative entre les deux types de période (placebo et actif) et la période où les sujets ne recevant rien et n'étant pas vus en entretien, se détérioraient rapidement pour retrouver, à la grande satisfaction des statisticiens, leurs scores initiaux. Ce fut un échec pour le produit qui, d'ailleurs, ne s'en remit pas, mais la méthodologie était mathématiquement correcte. Le médicament, logiquement, a été abandonné, pas uniquement mais en partie à cause de cette étude, et pourtant... Il est clair que le protocole, de par son hypersophistication même, a placé ces sujets généralement abandonnés du fait même de leur agressivité, dans un cadre extrêmement contraignant et rassurant et donc hautement thérapeutique. C'est l'outil d'évaluation qui a modifié le sujet étudié.

Une autre critique concerne le caractère réellement double aveugle des essais contre placebo. Dans son remarquable éditorial, Ederer montre bien que la recherche se repose sur ses lauriers avec ce type de protocole et que la procédure double aveugle sera peut-être une des plus fortes déconvenues scientifiques du siècle. En effet, les malades, comme les médecins, se fondent essentiellement sur les effets secondaires pour évaluer leur traitement. Or, du fait de la quasi-absence d'effets secondaires palpables, perceptibles sous placebo, surtout lorsque le patient, informé lors de la signature du consentement, sait qu'il risque de recevoir du placebo, il apparaît que dans 80 % des cas, aussi bien le sujet en expérimentation que l'investigateur sont capables de déterminer la nature du produit reçu (actif ou placebo). Le double aveugle est bel et bien levé dans la plupart des cas, sans qu'il soit finalement nécessaire de décacheter l'enveloppe contenant le code de randomisation ! Le désir de succès et de gloire est tel chez le chercheur que, sans le vouloir, il aura tendance à trouver de meilleurs résultats chez les patients qu'il pense sous produit actif (biais de l'observateur). De même, le désir de faire plaisir à son médecin peut être important chez le malade qui aura tendance, quand il percevra qu'il est sous médicament actif, à embellir son état clinique (biais du malade). Ces deux ordres de motivation plus ou moins conscients peuvent conduire à des erreurs énormes, toujours en faveur du produit étudié. Il n'est pas du tout rare de nos jours de voir arriver sur le marché des médicaments qui, sur le papier, ont parfaitement répondu aux exigences méthodologiques modernes d'études contrôlées et qui, après quelques mois ou années d'utilisation quotidienne, se révèlent quasi inactifs. Le chiffre des ventes est alors le meilleur des baromètres de l'efficacité, n'en déplaise aux technocrates généralement en majorité non cliniciens des diverses commissions d'évaluation. Nous n'aurons pas la cruauté de préciser quels produits sont concernés, mais la tendance moderne de négliger l'observation clinique au profit exclusif des méthodes « aveugles » risque de voir multiplier ce type de coûteuses déconvenues.

Du coup, on se demande s'il ne faudrait pas utiliser des placebos capables de provoquer des effets secondaires. Mais alors, s'agit-il vraiment de placebo ? Une étude de Thomson décrit, sous le vocable placebo-amplification, le phénomène associé aux effets secondaires objectifs d'un placebo impur, l'atropine. Il s'agit d'une substance qui provoque les mêmes effets secondaires que les antidépresseurs imipraminiques (dits de première génération, les plus classiquement prescrits) : bouche sèche, constipation, tremblements fins, difficultés d'accomodation, parfois rétention urinaire ou glaucome. Il est d'ailleurs classique de nommer l'ensemble de ces effets secondaires comme « atropiniques ». En partant de l'hypothèse (en fait non réellement prouvée d'ailleurs et c'est la principale critique de l'étude) que l'atropine est un véritable placebo dénué d'effet antidépresseur, l'auteur l'a comparée à l'imipramine (antidépresseur de référence) et a mis en évidence un effet du « placebo » statistiquement supérieur à celui observé à partir de la méta-analyse de soixante-quinze études contrôlées, antidépresseur *versus* placebo pur. Il y a donc contamination des effets thérapeutiques du groupe placebo par les effets secondaires attendus. Les patients déprimés, dont la grande majorité ne sont pas naïfs vis-à-vis des antidépresseurs (soit ils en ont déjà bénéficié, soit des « collègues » ou leur entourage leur ont décrit les effets secondaires à attendre), n'ont pas pu deviner dans ces circonstances, s'ils étaient ou non dans le groupe placebo ou actif, d'où, probablement, l'amplification de l'effet placebo. De plus, ressentant les effets secondaires prédits et « attendus », ils ne pouvaient qu'être confortés dans leur conviction d'être « vraiment soignés ».

La question de l'authenticité du double aveugle devrait préoccuper beaucoup plus les chercheurs qui ont tendance à en faire un rituel, satisfaisant pour l'esprit, garant de la « scientificité » d'une recherche, mais qui, en fait, ne garantit rien du tout. Dans une étude non publiée que je coordonnais il y a quelques années avec des généralistes, il s'agissait de tester contre placebo l'efficacité de différents dosages d'une molécule anxiolytique. J'avais demandé, avant le démarrage, à chaque investigateur, de noter pour chaque patient, ce qu'il pensait avoir deviné : le patient prenait-il du placebo ou l'anxiolytique et, dans le deuxième cas, à quelle dose ? Parmi les cinq généralistes participant à l'étude, trois se trompèrent dans 30 à 40 % des cas mais un des cinq ne se trompa qu'une fois sur vingt cas et un autre se trompa quatorze fois sur seize ! Bien entendu, les enveloppes contenant le code de randomisation étaient parfaitement scellées, garantissant l'honnêteté des investigateurs. Le médecin qui ne se trompa presque jamais était un homme plutôt pondéré, chaleureux sans être expansif, alors que celui qui se trompa très souvent était au contraire doté d'un tempérament extrêmement enthousiaste. En effectuant quelques calculs assez simples, nous avons pu alors constater que l'effet placebo obtenu dans cette étude était nettement plus important chez les patients traités par le médecin qui s'était trompé dans son pari avec une touchante régularité que chez celui qui ne s'était presque pas trompé. Sans trop vouloir spéculer, on peut imaginer que l'un des deux, plus chercheur, privilégiait plus l'aspect étude de la molécule et, inconsciemment, a présenté les choses de façon plus froide et observé de façon plus objective alors que l'autre, plus thérapeute, a privilégié le soin, présenté les choses de façon extrêmement convaincante et observé les résultats avec les yeux de la foi. C'est donc dans un paradoxe complet et bien difficile à résoudre puisque, finalement, celui des deux investigateurs qui pourrait être considéré comme le meilleur chercheur est celui qui a réussi à dévoiler le double aveugle, pourtant garant de la scientificité de l'étude.

La méthode comparative, en double aveugle, repose pour une bonne part sur une standardisation extrême des données. Elle est le témoignage de ce que j'appelle la civilisation Mac Donald. Si vous achetez un hamburger à Tokyo ou à Paris, Tegucigalpa ou Ouagadougou, vous pouvez être assuré que vous aurez toujours strictement la même quantité de viande hachée, de pain, de sauce, avec le même goût. Mais est-ce vraiment ce type de restauration qui fera avancer la gastronomie ? Les patients étudiés dans les protocoles dits contrôlés sont standardisés, de façon à ce que le déprimé traité à Tokyo soit comparable à celui de Los Angeles, de Ouagadougou ou de Munich. Cette procédure permet aux chercheurs des différents pays d'être certains qu'ils parlent bien de la même maladie. Le problème est que dans de nombreuses disciplines, ces malades purs et sevrés de tout traitement sont extrêmement rares, « élevés » dans des milieux artificiels (les services de recherche) et constituent un groupe d'exception, souvent assez réduit, qui servira pourtant de modèle pour tout le développement de la molécule étudiée.

Ce type de méthodologie doit bien évidemment être conservé, mais ne devrait-il pas perdre son caractère exclusif ? Ne devrait-on pas proposer d'autres types de méthodologie, incluant un beaucoup plus grand nombre de sujets, moins rigoureusement sélectionnés, traités dans leur milieu naturel, donc plus proches de la réalité clinique, moins monothérapiques même si l'on doit standardiser le traitement associé, utilisant des méthodes comparatives et en double aveugle certes, mais surtout dans lesquelles les évaluations seraient réalisées non par les thérapeutes mais par des évaluateurs indépendants du laboratoire et du praticien. Une telle méthode nécessiterait la création d'un corps national d'évaluateurs cliniques, garantis par une instance incontestable type

INSERM, à condition que ce dernier accepte un jour de se préoccuper un petit peu plus de recherche clinique et thérapeutique et un peu moins de la santé des rats de laboratoire !

Médicament ou placebo ? Traitement pharmacologique ou placebothérapie ? On aurait pu penser que la lutte serait sans merci entre ces faux-frères ou ces frères ennemis. Mais plus forte que la rivalité, c'est la communauté de destin qui se révèle à l'analyse : même puissance, mêmes dangers, mêmes limites. Au fond, tout n'est-il pas question de mesure et de bon usage ? Le besoin d'un travail de réflexion préalable à toute administration vaut pour les deux types de produit ou de thérapie. L'union faisant la force, gageons que l'alliance fondée sur une complémentarité indéniable serait incroyablement plus efficace que l'opposition. Entendons-nous donc.

8

L'entente finale

L'usage du placebo doit-il se cantonner au cadre de la recherche, là où l'information et le consentement formel du patient sont aujourd'hui, fort heureusement, obligatoires ? Faut-il proscrire son emploi en clinique quotidienne ? Le placebo est un leurre connu depuis la nuit des temps. La médecine peut-elle en toute honnêteté continuer à en cautionner l'utilisation ? Dans son propre intérêt, doit-elle accepter que les membres de son éminente profession continuent de prescrire, en guise de médicament, ni plus ni moins que de la poudre de perlimpinpin ? Vers qui se tourner si les médecins eux-mêmes prescrivent du vent ? Et qui croire ? Le rebouteux du coin qui lui au moins n'a pas l'impudence et le front de revendiquer le noble patronage du non moins noble Hippocrate ?

LES TERMES DU CONTRAT

Prescrire un placebo sans en informer le bénéficiaire représente, par définition, un mensonge délibéré. Rien d'étonnant, dès lors que l'on trompe sa confiance, que le patient se défie de son médecin. Cette pratique ne s'apparente-t-elle pas de très près au charlatanisme ? Bien sûr, le mensonge véniel n'est pas forcément répréhensible. Il est à la base de la politesse, composante nécessaire de la vie sociale. Comment serait la vie si l'on se disait vraiment tout ce que l'on pense ? Exemple de dialogue non mensonger : « (Bon)jour ! Je me fiche de savoir comment vous allez. Votre cravate est vraiment très laide. Comment pouvez-vous habiter un appartement aussi mal arrangé ? » La courtoisie et la paix sociale reposent souvent sur une somme de petits mensonges. Cependant, si la vie courante offre d'innombrables exemples de mensonge par omission (de dire la vérité), la situation du placebo n'est pas vraiment comparable puisque, dans la relation thérapeutique, on se trouve dans un cadre contractuel. Une personne souffrant d'un symptôme consulte une autre personne détentrice d'une formation et d'un diplôme officiels à qui elle donnera de l'argent. Elles établissent tacitement un contrat de soins impliquant non pas une obligation de résultats mais une obligation de moyens. Le praticien est légalement tenu d'employer les meilleurs moyens possibles, avec le maximum de prudence et de diligence, en vue d'obtenir le meilleur résultat thérapeutique possible. Il ne s'engage pas à guérir son client mais « à faire son possible » pour y parvenir, « dans l'état actuel d'avancement de la science ».

Puisqu'un médecin digne de ce nom possède au moment de la consultation du patient les connaissances scientifiques suffisantes pour poser un diagnostic correct, il doit être en mesure de décider si ladite maladie correspond effectivement à un traitement spécifique ou si, au contraire, il n'existe pas de traitement efficace connu. Lui et lui seul peut donc prescrire un placebo sans faire courir à son patient le risque d'une perte de chance de guérison et en lui évitant, au contraire, les dangers et effets secondaires d'un placebo impur. Le placebo du médecin se différencie bien de la poudre de perlimpinpin du charlatan qui risque elle, d'être prescrite à n'importe qui, pour n'importe quelle maladie éventuellement curable.

LE MEILLEUR TRAITEMENT POSSIBLE

Cette approche juridique permet de penser que l'usage du placebo est parfaitement licite et ne constitue pas un mensonge dans tous les cas où il représente le meilleur soin possible du symptôme ou de la maladie en cause. Encore faut-il être absolument certain que le placebo représente bien le meilleur soin possible, ce qui exclut une prescription routinière mais n'exclut pas toute prescription du placebo. Pour les mêmes raisons, le placebo ne peut être prescrit que par un médecin afin de ne pas représenter une perte de chance de guérison par un médicament actif. Les exemples qui suivent montrent à quel point toute ordonnance médicale exige au préalable un examen attentif et complet de la situation dans laquelle se trouve chaque patient. C'est une fois cet examen fait et seulement alors que le médecin peut opter pour un traitement classique ou prescrire un placebo. On ne prescrit pas n'importe quoi à n'importe qui dans n'importe quelle situation. Lapalissade, me direz-vous ? Qu'on en juge.

Le poids ou l'humeur

Un certain nombre d'études ont évalué à long terme l'efficacité de différents médicaments hypocholestérolémiants en les comparant, selon la méthode du double aveugle, à un placebo. Les résultats ont été particulièrement intéressants. Les médicaments étudiés étaient indiscutablement efficaces sur les taux sanguins de cholestérol, la pathologie coronarienne était généralement réduite dans le groupe traité, mais on assistait parallèlement à une augmentation de la mortalité non vasculaire (suicide, homicide ou accidents) dans les groupes traités avec médicaments actifs par rapport aux groupes placebo, ce qui bien entendu, a donné lieu à de nombreuses interprétations. S'agissait-il d'un simple hasard ou ces médicaments induisaient-ils une somnolence qui favorisait les accidents ? La grande question suscitée par cette étude est celle de la réduction à tout prix du taux de cholestérol si la prescription de médicaments capables de produire cet effet réduit bien le risque d'accident vasculaire mais augmente le risque de mort violente. En somme, ce qui est gagné d'un côté serait reperdu de l'autre. Un certain nombre de lieux communs, fruits de l'observation populaire, établissent d'ailleurs une relation nette entre poids et humeur. « Si c'est mangé avec plaisir, ça ne peut faire que du bien » ou encore « elle a fait une dépression après un régime amaigrissant ». De même à la campagne, une personne obèse est-elle quelqu'un « qui se porte bien », « un bon gros ». Certains chercheurs ont donc sérieusement examiné la question. Une hypothèse physiologique intéressante, bien qu'encore controversée, pourrait apporter l'une des clefs de l'énigme. Il existe en effet une relation entre le captage de la sérotonine par les neurones et leur teneur en cholestérol. Si l'on considère comme assez bien démontrée, notamment par Maria Asberg, l'existence d'un lien entre la baisse du taux de sérotonine et l'impulsion suicidaire ou meurtrière, les incidents observés au cours des études d'hypocholestérolémiants pourraient bien s'expliquer par une baisse de sérotonine dans le cerveau, entraînant une baisse de l'humeur et une forte tendance auto ou hétéro-agressive.

Avant de prescrire un antihypercholestérolémiant, il

est donc absolument indispensable de considérer soigneusement le potentiel impulsif des patients. D'ailleurs, il semble finalement qu'à part les spécialistes du cholestérol, tout le monde savait, et depuis longtemps, qu'au cours des régimes amaigrissants, l'agressivité et la morosité peuvent augmenter, parfois de façon considérable.

Dépressions majeures et dépressions mondaines

Le même type de question pourrait se poser en ce qui concerne les études d'antidépresseurs contre placebo. L'efficacité des médicaments imipraminiques IMAO ou dits de la nouvelle génération ne fait aucun doute dans le cadre des processus dépressifs graves, notamment en cas de mélancolie, lorsque le sujet ressent douleur morale, culpabilité avec désir de suicide et inhibition psychomotrice. Il en va tout différemment dans les cas où la dépression est moins sévère, particulièrement quand l'hospitalisation ne s'impose pas. La classification des troubles[1] psychiatriques proposée par l'Association américaine de psychiatrie (APA) n'a fait que renforcer cette ambiguïté. Sous la dénomination « major dépression », traduite imprécisément par « dépression majeure » (le terme majeur n'ayant pas exactement la même signification en français et en anglais), on retrouve pêle-mêle des processus pathologiques d'intensité extrême – mélancolie délirante ou syndrome de Cottard, par exemple – et des dépressions plus « mondaines » n'imposant pas un arrêt de travail ou un éloignement du milieu

---

1. Il est intéressant de noter, comme le fait le Pr Pierre Pichot que, dans les différentes classifications internationales, dont le CIM 10 (classification internationale des maladies) édité par l'OMS, la psychiatrie est la seule spécialité où il n'y a pas de maladies, mais seulement des troubles ou des désordres. *No comment!*

habituel. Or il est évident que l'entité étudiée, la « dépression », est faite d'une juxtaposition de maladies profondément différentes les unes des autres. Il n'y a probablement aucun rapport ni clinique ni physiopathologique entre une psychose maniaco-dépressive guérie en général définitivement par le lithium, une dépression réactionnelle à un deuil ou au chômage où le même lithium n'apportera strictement rien, et une dépression saisonnière (SAD), seul syndrome à pouvoir être traité spécifiquement par une exposition à la lumière en automne-hiver. On pourrait même penser que le fait de regrouper un ensemble aussi disparate sous le vocable « dépression » constitue non seulement un abus de langage, source de confusion, mais procède aussi d'une certaine malhonnêteté intellectuelle.

La plupart du temps, les résultats des études pharmacologiques sur la dépression sont rapportés de façon globale et les scores sont cumulés, quelles que soient les notes de départ dans les échelles de dépression. Cette méthode de statistique fait que les dépressions légères ou modérées sont mêlées aux dépressions les plus sévères et que l'amélioration constatée pour les dernières suffit à entraîner une amélioration statistique globale. En revanche, si l'on prend la peine de stratifier les catégories de populations étudiées et de différencier les troubles selon leur degré de gravité, on s'aperçoit la plupart du temps que les antidépresseurs ne se différencient pas significativement du placebo dans les dépressions légères et même moyennes. Dès lors, est-il éthique de prescrire des antidépresseurs qui, pour la plupart, sont des médicaments non dénués d'effets secondaires, voire de toxicité, alors qu'une prise en charge chaleureuse, éventuellement accompagnée de produits anodins, de type placebos impurs, semble faire tout aussi bien ? Le problème est que les dépressions légères et modérées sont de loin les plus fréquentes et que les implications économiques d'une telle interrogation sont importantes et ne favorisent pas l'instauration d'un débat serein. Il est probable que les antidépresseurs continueront à être prescrits en milieu ambulatoire majoritairement pour des dépressions légères, sous couvert d'expérimentations menées majoritairement en milieu hospitalier sur des dépressions sévères. Marketing oblige.

Une irrésistible envie de lunettes

Des cas apparemment plus bénins nécessitent aussi une évaluation précise. Ainsi il n'est pas rare en ophtalmologie de voir en consultation des petites filles de huit à dix ans qui se plaignent de « ne plus bien voir ce que la maîtresse écrit au tableau ». Et invariablement, on apprend que la grande sœur ou la meilleure amie vient de se faire prescrire des lunettes. Tout aussi régulièrement, l'examen de la vue se révèle parfaitement normal. C'est le désir de lunettes qui est à la base de la « baisse de vision » chez ces jeunes coquettes généralement plus intéressées par les montures que par les verres proprement dits. Certains ophtalmologistes résolvent le problème en prescrivant des verres neutres ou presque neutres, des placebos de lunettes en quelque sorte, alors que d'autres s'y refusent par principe. Qui a raison ? Il est vrai que, le plus souvent, dès qu'il est satisfait, le désir devient moins prégnant et que les lunettes sont rapidement négligées. Mais est-il nécessaire ou même souhaitable d'ancrer ces enfants dans leur fantasme de mauvaise vision ? Ne vaudrait-il pas mieux les amener à prendre conscience du sens caché de leur demande ? Mais est-il vraiment utile de consacrer autant de temps à un problème souvent mineur alors qu'il est facile et rarement conséquent de leur faire ce petit plaisir ?

Comme toujours en éthique, il n'est pas possible de poser le problème de façon binaire, dichotomique. Rien n'est fixé. Chaque situation appelle une solution originale et créative. Prenons encore le cas des fameuses vitamines. Certaines d'entre elles ne sont actives que s'il y a un réel déficit vitaminique. Cela n'empêche pas que tous les ans, avant le baccalauréat, des milliers de candidats, encouragés par de grandes campagnes médiatiques, quelques professeurs anxieux ou des parents terriblement inquiets, se fassent prescrire et consomment des produits « défatigants et vitaminés miracles ». Et, bien entendu, ça marche, puisque assez souvent, les potaches qui les avalent consciencieusement représentent la fraction la plus motivée de leur promotion. Que dire aussi des « médicaments vasculaires pour la mémoire », prescrits à la grand-mère qui perd un peu la tête et qu'il faut bien rassurer, elle qui a si peur de finir à l'hospice ? Le simple fait de devoir compter les gouttes, à heures fixes, ne constitue-t-il pas déjà un entraînement efficace de la mémoire et un repérage dans le temps ? Bref, faut-il faire tout un drame de ces pratiques ? Faut-il, au nom d'une sourcilleuse morale hippocratique, rayer totalement du Vidal, ces médicaments dits « de confort » ? Les comptes de la Sécurité sociale ont-ils été rééquilibrés ou même seulement améliorés depuis que ces faux vrais médicaments sont déremboursés ? Et combien ces produits, en général peu coûteux, mais efficaces, même s'ils ne sont que des leurres, ont-ils économisé à la société de journées d'arrêts de travail, de séjours hospitaliers, de psychothérapies et de cures en tous genres ?

COMMENT DIRE...

Le placebo amène un certain nombre d'effets bien réels et objectivables, et, d'un point de vue à la fois scientifique et éthique, il est probablement plus correct de les reconnaître et de les utiliser, même si aucune théorie satisfaisante n'a encore été capable de les expliquer, ou de les négliger sous prétexte de non-spécificité. Le fait de ne pas connaître le mécanisme d'action du placebo n'est d'ailleurs pas, en soi, un véritable obstacle à son utilisation. Le véritable problème réside en fait dans le discours du prescripteur et dans la forme de la prescription, car ceux-ci découlent souvent de motivations secrètes, pour ne pas dire inconscientes, du thérapeute. Un de nos maîtres en psychiatrie avait pour habitude de déclarer sous forme de boutade que « seuls les psychanalystes devraient être autorisés à prescrire du placebo », ce qui était parfaitement logique puisqu'à l'époque, la psychanalyse régnait sans partage et représentait la seule amorce de sens à la psychiatrie. Le psychanalyste était donc censé être le seul à avoir accès à son propre inconscient, et par conséquent était le seul à véritablement savoir ce qu'il faisait.

La clarté des intentions

La prescription d'un placebo peut en effet recouvrir une multitude de significations plus ou moins inconscientes chez le prescripteur. Elle peut, par exemple, cacher une énorme agressivité : « Ce patient me met en échec, je vais lui montrer que ses symptômes ne sont que du vent. » Ce peut être aussi du mépris : « Je vais lui prouver qu'il (ou elle) n'est qu'un (e) hystérique », ou bien carrément du sadisme :

« Il peut bien attendre un peu avant d'être soulagé. »
Parfois aussi, il masque difficilement un sentiment de
toute-puissance de la psychè, en démontrant que la
force du psychologique (et par conséquence de celui
qui le maîtrise) est supérieure à celle de la pharmacologie. En quelque sorte, le triomphe de l'esprit sur la
matière. Selon l'intention secrète de chaque prescripteur, il est tout à fait évident que la prescription du
placebo revêt des formes quelque peu différentes et
que le message non verbal perçu par le patient peut
également varier, ce qui d'ailleurs fait sans doute partie des éléments qui rendent le placebo efficace ou
non, bénéfique ou négatif dans telle ou telle situation.

Lorsque le médecin ment volontairement, même si
c'est pour la bonne cause, il émet forcément, à moins
d'être un acteur consommé, rompu aux techniques
d'art dramatique, un certain nombre de messages non
verbaux, attitudes corporelles, inflexions de la voix,
expressions du visage, etc., qui ont toutes les chances
d'être perçues plus ou moins inconsciemment par son
interlocuteur. Tous les ingrédients sont réunis pour
mettre en scène une relation faussée, source de
méfiance réciproque. Des questions plus ou moins
insidieuses pourront dès lors être posées sur la nature
exacte de ce fameux « remède miracle », amenant chacune un nouveau mensonge. Il paraît difficile, dans ce
contexte, d'espérer une attitude positive et confiante
de la part d'un patient qui doute de la parole de son
thérapeute. C'est pourtant la conviction du prescripteur et son corollaire, la confiance du malade, qui sont
les moteurs principaux de l'effet placebo. On arrive
donc à un paradoxe dramatique puisque la série
de mensonges déclenchés par la prescription mal
comprise d'un placebo risque de détruire l'effet du
placebo. Le seul moyen pour le praticien d'éviter le
mensonge qui trahit est alors d'utiliser la formulation
correcte : « Je vous prescris ce traitement, car il est le

meilleur possible dans votre cas », ce qui implique évidemment que le médecin ne dise pas qu'il s'agit d'un placebo puisque, dans ce cas, le traitement risquerait de perdre toute efficacité et ne serait donc plus « le meilleur possible ».

Le dévoilement de la vérité

Se pose encore une question rarement évoquée : en cas de succès d'une placebothérapie, faut-il révéler au patient la nature du traitement ? La réponse n'est pas simple et n'a d'ailleurs pas été souvent étudiée. Une certitude est que si le patient découvre seul la supercherie, les choses se passent généralement mal, notamment pour le médecin. Ainsi, dans mon service, une patiente avait-elle accepté de participer à l'étude d'un nouvel antidépresseur. Peut-être avait-elle mal lu le texte d'information qu'elle avait pourtant signé, toujours est-il qu'elle n'avait pas réalisé qu'au cours du protocole, elle serait pendant un temps mise sous placebo, en réalité pendant la première semaine dite « période contrôle en simple aveugle ». Elle entendit, par hasard, les infirmiers parler de placebo, se sentit flouée, ce qui n'était d'ailleurs pas totalement injustifié, et sortit contre avis médical, et ce, malgré les tentatives d'explications embarrassées que nous tentâmes de lui fournir. Outre le sentiment d'avoir été trompé, l'idée que la guérison puisse avoir été obtenue par un faux médicament induit en effet l'idée que la maladie est également fausse, d'où une blessure narcissique souvent intolérable qui peut se résoudre, soit par un mouvement dépressif, soit par un mouvement agressif contre le médecin.

Lorsqu'un placebo a été efficace et qu'un patient a été guéri ou, du moins, amélioré par la seule vertu de la magie relationnelle, additionnée de quelques milligrammes de lactose ou de sérum physiologique, le problème est de savoir s'il faut ou non dire la vérité : « Monsieur (ou Madame), le médicament qui vous a fait du bien est en fait un placebo. » Cette attitude peut se révéler toxique pour plusieurs raisons. Elle sous-entend d'abord que le médecin a menti et a prescrit du vent en prétendant le contraire, ce qui peut détruire toute confiance. Elle peut révéler un certain sadisme chez le médecin, du style : « Je vous ai bien eu, votre maladie était bidon, et je vous ai guéri avec un médicament tout aussi bidon ! » Elle peut amener une blessure narcissique profonde, car le patient peut alors penser qu'il est fou et que sa maladie est irréelle puisque un traitement inerte l'a guéri. Cette idée serait fausse puisque, comme nous l'avons vu, un symptôme authentique peut souvent être amélioré par le placebo. Néanmoins, ne rien dire et pérenniser une situation mensongère risque d'amener le médecin à multiplier les mensonges pour ne pas se couper, à mettre dans la confidence trop de monde, pharmacien, secrétaire, infirmière, etc., et à créer un climat de défiance qui, immanquablement, le mènera à la catastrophe, c'est-à-dire à la découverte du pot aux roses. Là encore, le médecin doit être au clair avec ses motivations intérieures et, avant toutes choses, s'assurer que ce n'est pas par désir de revanche sur un symptôme rebelle ou incompréhensible ou bien à l'encontre d'un malade insupportable qu'il a décidé de lui jeter la vérité en pleine figure.

Cette question du dévoilement d'une vérité jusque-là cachée est bien illustrée par la question de l'hypno-agnosie. Ce trouble très particulier concerne de nombreux patients qui viennent consulter, convaincus qu'ils sont de ne pas dormir et d'être totalement insomniaques. C'est le fameux « J'entends sonner l'horloge toutes les heures ». Lorsqu'après l'enregistrement de sommeil, il apparaît clairement que ces personnes dorment bien, parfois jusqu'à six ou sept heures d'affilée, la question de ce qu'il faut dire apparaît difficile. Le « Vous dormez, j'en ai la preuve ! » assené brutalement amène soit une réaction dépressive : « Mais alors je suis complètement fou ! », soit une réaction agressive : « Votre technique n'est pas fiable, je vous dis que je ne dors pas ! » Ne rien dire, éluder les questions, n'est pas non plus une attitude correcte puisqu'elle justifierait une prescription d'hypnotiques totalement contre-indiqués dans cette pathologie : recevant une molécule réelle pour un symptôme imaginaire, le patient resterait ancré dans la méconnaissance de son trouble et finirait, à la longue, par créer une véritable insomnie. La seule solution est donc de prendre son temps, de procéder par petites touches d'informations, de laisser entendre que l'insomnie n'est peut-être pas complète, qu'il existe sans doute des périodes de perte de conscience ou de rêveries repérables sur le tracé. En laissant l'insomniaque prendre conscience de sa non-fatigue matinale, de sa bonne forme, de l'inutilité, voire de la toxicité des hypnotiques dans son cas, on parvient généralement, sans démagogie ni complaisance, à amener le patient à la conclusion voulue : il ne s'aperçoit pas qu'il dort. Et parfois, le sommeil vient. De surcroît.

La vérité doit donc être administrée à petites doses, progressivement croissantes. Seul le temps peut, petit à petit, amener un patient à reconnaître et à accepter l'idée que ce n'est pas le fameux « comprimé miracle » qui a amené la régression des signes, mais la bonne qualité de la relation et la confiance réciproque dont ledit comprimé n'était que la matérialisation. Moment de vérité, cette prise de conscience peut parfois demander plusieurs années. Non seulement le placebo doit être prescrit avec discrétion, mais il doit aussi être dévoilé avec tact et mesure.

LES CAS DE LÉGITIME PRESCRIPTION

La décision de prescrire un placebo pur ou impur nécessite toujours au préalable un examen psychologique approfondi et de solides connaissances médicales. Si, en clinique quotidienne, elle ne peut toujours se justifier, existe-t-il des situations où l'utilisation de substances inactives est souhaitable, voire recommandable ? La réponse est oui, assurément, dans certains cas de figure.

D'égales performances mais à moindre risque

La maladie, quelle que soit sa gravité, n'a rigoureusement aucun traitement connu. Plutôt que de prescrire des vitamines, des antifatigue, des produits pour la circulation qui, sans être plus efficaces que le placebo, représentent forcément un certain niveau de toxicité, ne serait-il pas plus correct de disposer de placebos vrais ? Mais comment leur garder un certain anonymat ? Cette question est pour le moment sans réponse.

La maladie est bénigne, répond au placebo aussi bien qu'à un traitement classique qui est forcément plus dangereux. Est-il éthique de ne pas prescrire un placebo ? La question peut apparaître saugrenue, voire assez provocatrice. Habituellement, elle est posée dans l'autre sens : est-il éthique de prescrire un placebo ? Pourtant, dans certaines circonstances, le médecin devrait sérieusement s'interroger sur ses choix thérapeutiques. Prenons l'exemple de la verrue. Il s'agit d'une affection bénigne, en principe virale, caractérisée par une évolution capricieuse, l'objet du délit apparaissant, se multipliant ou disparaissant apparemment au gré du hasard, des événements ou éventuellement – bien qu'à notre connaissance, aucune étude ne l'ait prouvé – des suggestions. Un patron de dermatologie avait donc pris pour habitude de mettre en scène une placebothérapie peu banale : la RAF (Radiothérapie anticancéreuse factice). Après avoir multiplié les mises en garde et les recommandations, il installait précautionneusement la zone à traiter sous la redoutable et inquiétante machine radio-active. Il déployait un grand *apparatus* de plaques de protection plombée sur tout le reste du corps. Enfin, il mettait en route un ventilateur qui produisait un ronronnement supposé être celui de la machine. Selon Choffat qui rapporte l'anecdote, une forte proportion de verrues disparaissait dans les semaines qui suivaient. Dans ces conditions, est-il correct de proposer d'emblée, comme c'est parfois le cas, un traitement relativement invasif (chirurgie, cryothérapie), avec exérèse de la verrue, procédure qui, en général, laisse une cicatrice et ne met nullement à l'abri d'une récidive ? Ne serait-il pas plus logique de s'assurer d'abord que le patient a épuisé toutes les ressources de la suggestion et, si tel n'est pas le cas, d'envoyer sans complexes le « verruqueux » chez un guérisseur ?

Une jeune femme, médecin d'origine ardéchoise et porteuse de verrues disgracieuses sur les mains, avait été adressée à un sorcier savoyard qui conjurait par téléphone. Le procédé avait pour avantage d'éviter un long déplacement et la honte, pour une femme de science, de consulter un magicien. Était-ce pur chauvinisme ou incrédulité devant une conjuration hertzienne, toujours est-il que le procédé l'avait laissée sceptique et que les verrues n'avaient pas bougé d'un pouce. Quelques semaines plus tard, décision est prise de se rendre en personne chez une sorcière, ardéchoise cette fois-ci. L'humble chaumière est sise près des ruines d'un sombre château médiéval, dans la pure tradition romantique du XIXe siècle. Ne manquent que la pleine lune, la tempête et les éclairs ! Le protocole est respecté à la lettre. Sans un mot, la vieille femme se contente de *jeter un regard « pénétrant » à la « mère des verrues ». Aucun merci n'est prononcé, aucun argent offert. Un modeste présent, une paire de bas, est simplement déposé sur une pierre proche de la maison. Dans les jours qui suivirent cette mystérieuse consultation, les verrues disparurent toutes.*

Cette observation n'a bien entendu rien de scientifique et n'est évidemment pas généralisable. Elle n'en existe pas moins. Certes, la verrue, à la longue, peut parfois dégénérer et il n'est pas bon de la laisser persister indéfiniment, mais l'urgence n'existe pas dans ce domaine. Bien que la Faculté n'enseigne pas ce type de technique et ne prône pas la collaboration avec les « confrères » traditionnels, il est clair qu'en cas de maladies bénignes, à évolution capricieuse et soumises à la suggestion, le recours au placebo est plus éthique que l'instauration immédiate de traitements éventuellement invasifs.

Améliorations sans certitude

La maladie est bénigne mais chronique, le traitement semble efficace mais le médecin n'arrive pas à savoir si l'effet est authentiquement pharmacologique ou purement subjectif. Guyatt a publié une méthode, le « *N of one* » dont l'objectif est de permettre à un médecin isolé de mener et éventuellement de publier des recherches scientifiques sur des cas uniques et pourtant inattaquables sur le plan statistique. Le principe repose sur l'utilisation de séquences thérapeutiques réalisant un *cross-over* répété dans le temps. Imaginons un patient recevant avec succès et depuis plusieurs années, un médicament, allo ou homéopathique dont le médecin n'est pas persuadé de l'efficacité spécifique. S'agit-il, oui ou non d'un effet placebo? Prenons comme exemple un produit vasculotrope censé améliorer la mémoire ou bien un antalgique, ou bien un anti-asthénique ou n'importe quel composé homéopathique. Ni le patient ni le médecin ne sont convaincus que le bon état de santé actuellement constaté a un quelconque rapport avec le médicament absorbé, mais aucun des deux n'ose l'arrêter définitivement car une dégradation trop prolongée, si elle intervenait, serait insidieuse et pourrait même, qui sait, se révéler irréversible. De plus, si le médicament n'agissait qu'à travers un effet placebo, sa suppression pourrait tout autant amener une baisse générale des performances, car la perte d'un rituel est rarement sans conséquences.

Il s'agit, dès lors, d'instaurer une relation triangulaire, médecin, pharmacien, malade, les trois étant parfaitement informés du déroulement des opérations. Le pharmacien prépare des gélules A contenant le médicament « actif » et des gélules P contenant le placebo. Bien entendu, toutes les gélules ont strictement la même apparence. À chaque début de mois, le pharmacien délivre pour trente jours, soit le lot A, soit le lot P et à la fin du mois, le patient et le médecin évaluent séparément la qualité clinique de la période qui vient de s'écouler, en la notant sur dix : zéro sur dix pour un très mauvais mois, dix sur dix pour un excellent mois. Les six séquences doivent être tirées au sort par le pharmacien, selon les exemples de schéma suivants : A P P A A P, ou P A A A P P ou A A P P A P ou P P A P A A ou A P A P P A, etc. Au bout de ces six périodes, trois mois ont été passés sous produit actif, trois mois sous placebo. Le rôle exact du médicament peut généralement être parfaitement évalué puisqu'il suffit alors de comparer les notes correspondant à chaque période pour être fixé : si les deux séries de périodes A et P ont des notes moyennes identiques, c'est que le médicament n'agit qu'à travers un effet placebo. En principe, on peut alors l'interrompre sans danger, du fait d'un certain travail psychologique accompli au cours des six mois, par le patient et par le médecin, favorisé par le côté ludique de la méthode et probablement par la relation de confiance, on pourrait même dire de complicité instaurée durablement entre les trois protagonistes. Si les notes sont constamment plus élevées au cours des périodes A, c'est que le médicament est objectivement efficace et il sera poursuivi sans états d'âme supplémentaires. Enfin, on peut imaginer le cas où les scores seraient toujours meilleurs sous placebo, suggérant dès lors des effets secondaires du *verum*, ce qui imposerait une autre réflexion.

Sans aller si loin dans la sophistication méthodologique, il serait certainement utile, dans un certain nombre de cas, de prévoir des fenêtres thérapeutiques dans le cadre de traitements au long cours, en prescrivant des placebos par cures régulières intercalées au milieu de traitements actifs. Ne serait-ce que pour des raisons toxicologiques !

La maladie n'est pas bénigne mais elle est réputée accessible à la suggestion. Le médecin n'arrive pas à savoir si le résultat est lié ou non à un effet placebo. L'histoire de du Dr S. Wolf est très instructive à cet égard.

Médecin américain renommé, le docteur Wolf tentait depuis (trop) longtemps de soigner un malade asthmatique qui souffrait de crises d'étouffement quasi continues. Ayant eu vent d'un nouveau médicament particulièrement prometteur, il écrivit au laboratoire pour s'en procurer. Le résultat fut excellent. Tellement même que Wolf douta. La mariée était trop belle ! L'effet était-il vraiment pharmacologique ? Il réécrivit au laboratoire pour que celui-ci lui envoie un placebo identique dans sa présentation. À l'insu du malade, il lui donna tantôt du produit actif, tantôt du placebo. Chaque fois qu'il était sous placebo, le patient rechutait et avait des crises. Chaque fois qu'il était sous médicament actif, il était amélioré. Difficile pour un médecin réellement scientifique et honnête de faire une plus belle démonstration de l'efficacité objective d'un traitement. C'est alors que le laboratoire informa Wolf que depuis le début, il n'administrait que du placebo ! Les experts de la firme, eux aussi, avaient trouvé que les premiers rapports médicaux étaient un peu trop enthousiastes : ils avaient pris les mêmes précautions en envoyant systématiquement du placebo aux médecins qui demandaient ce produit.

Le refus d'être soigné

Le traitement semble indispensable mais est impossible à initier du fait des résistances (inconscientes) du patient. Un exemple d'utilisation éthique (sans mensonge) du placebo est représenté par l'histoire de ce pharmacien retraité, terriblement déprimé depuis la vente de son officine. Il était venu consulter après sa troisième tentative de suicide médicamenteuse.

Son médecin généraliste avait déjà essayé de lui prescrire successivement plusieurs antidépresseurs, appartenant à des familles chimiques très différentes et agissant selon des mécanismes bien distincts. À chaque fois, il avait présenté des effets secondaires majeurs dès le premier comprimé, parfois moins d'une heure après l'absorption. Dès qu'il prenait ce qui lui était prescrit, il éprouvait invariablement un sentiment de malaise général, sa bouche devenait sèche, il était pris de tremblements et de vertiges. Sa tension artérielle passait de 14/8 à 10/6 lorsqu'il essayait de se mettre debout.

Au cours d'une précédente hospitalisation, le psychiatre avait soupçonné un effet nocebo, c'est-à-dire une aggravation des symptômes liée à des mécanismes psychologiques et non directement pharmacologiques. Une perfusion d'antidépresseur placebo avait été secrètement prescrite. L'infirmière avait « oublié » de mettre les ampoules de produit actif dans le flacon de sérum physiologique sur lequel elle avait collé à dessein l'étiquette de l'antidépresseur en question : le patient avait présenté exactement les mêmes effets secondaires, mais de façon plus intense encore. Des vertiges accompagnés de vomissements l'avaient empêché de se lever pendant toute la journée. Bien que non officiellement mis au courant de la nature des perfusions, il s'était déclaré « très mécontent du service » et était rapidement sorti sur décharge pour à nouveau tenter de se suicider quelques jours plus tard.

Lors des entretiens, notre apothicaire se présentait comme un stoïcien : « Vous ne pouvez plus rien pour moi, je suis un vieil homme. C'est fini... Vous savez, avec mon métier, les médicaments, j'en connais bien les limites. J'en ai tellement vu des malades qui achetaient des sacs pleins de tranquillisants, d'antidépresseurs, de lithium et qui ne s'en sortaient jamais. Dix ans après, ils en étaient toujours au même point, sauf qu'ils avaient pris vingt-cinq kilos et qu'ils étaient devenus de véritables zombies. C'est d'ailleurs ma faute puisque c'est moi qui fournissais les produits. Laissez-moi en finir dignement. »

Ce n'est pas pour rien que l'un des seuls usages que ce pharmacien ait fait des médicaments, outre celui d'en vivre en les commercialisant, ait été de les absorber pour mourir, de les considérer uniquement comme du poison. Il est assez fréquent, en psychiatrie, d'entendre de la bouche de patients très déprimés, des demandes apparemment raisonnables de mort qu'il est, bien entendu, hors de question de suivre puisque la dépression est une maladie curable dont la demande de mort est un symptôme et qu'une fois guéris, les ex-déprimés sont généralement très satisfaits d'être toujours de ce monde. Sans entrer dans ce type de débat, il est clair que la question de l'euthanasie en médecine ne se pose qu'en cas de maladie incurable et dégradante. Un des principaux symptômes de la mélancolie est le sentiment d'incurabilité et d'indignité, souvent fondé sur des raisonnements imparables. Et pourtant, le propre de la mélancolie, c'est justement sa curabilité. Il s'agit de l'une des maladies psychiatriques les plus graves du fait du risque majeur de suicide mais paradoxalement de l'une des plus faciles à traiter.

Le message fut des plus simples : « Monsieur, vous avez absolument besoin d'un antidépresseur mais pour des raisons que je pense purement psychologiques, vous présentez des effets secondaires chaque fois que l'un d'entre eux vous est prescrit. Tous les jours, nous allons vous placer des perfusions. Dans les premières, il n'y aura que du solvant, ce seront donc des perfusions placebo. Mais, au bout d'un certain temps, nous ajouterons un antidépresseur que nous augmenterons régulièrement. Je vous donne ma parole que vous recevrez une séquence de placebo puis une séquence d'antidépresseur. Le seul élément qui vous sera caché, c'est la date à laquelle nous introduirons le médicament actif. » Le principe de ce traitement dit en simple aveugle dans le temps fut accepté. Il y eut un certain nombre d'effets secondaires modérés, apparus uniquement sous médicament actif, après un délai pharmacologique raisonnable. Le malade s'améliora rapidement.

La toxicomanie médicamenteuse

Le traitement n'est plus utile, mais il est impossible à arrêter du fait d'une dépendance psychique ou pharmacologique. Pour ce cas de figure, il est nettement préférable de donner la parole à une utilisatrice.

« C'est tout de même un peu dur, quand on a quarante-deux ans et que l'on se veut une femme moderne, à la fois mère de famille et chef d'entreprise, de s'entendre dire sans aucun ménagement par son médecin que l'on n'est rien d'autre qu'une toxicomane ! Cela faisait quatre mois que j'attendais cette consultation chez un spécialiste du sommeil (tiens ! une spécialité qui n'a pas de nom !) réputé pour son sens clinique et pour ses techniques de soin peu agressives. Enfin un médecin qui ne prescrirait pas trop de médicaments ! C'est toute guillerette que je m'étais présentée à l'hôpital. Salle d'attente accueillante, secrétaire accorte, sourires, aquarium, musique douce, précision des horaires... Une heure ! Pendant toute une heure, il m'a cuisinée sur mon passé, mon présent, tous les médicaments que j'avais consommés, que dis-je, engloutis, au cours de ma longue carrière d'insomniaque, sur mes horaires de vie aussi : à quelle heure je me couche ?

combien de temps je dors quand tout va bien ? qu'est ce qui se passe si je ne prends rien pour dormir ? Comment le saurais-je ! Ça fait au moins dix ans que je n'ai pas essayé ! Le docteur a finalement conclu que je n'avais pas vraiment de raisons objectives de ne pas dormir, que mon problème était probablement lié à la prise injustifiée de drogues hypnotiques et il m'a proposé d'enregistrer mon sommeil, pour savoir combien et comment je dormais vraiment. Bien que le dernier adverbe ne me satisfasse pas... vraiment, j'étais quand même assez contente de cet examen, car, ainsi, je pourrai démontrer à mon mari, preuves en main, l'importance de mon insomnie.

« Seulement, il y a un hic ! Pour être enregistrée, il faut que j'accepte un sevrage, c'est-à-dire de ne plus prendre quoi que ce soit pendant une semaine, ou au minimum trois ou quatre jours avant les fameuses nuits. Ces trois nuits sans Bigapnol auront été les plus longues de toute mon existence ! Et je n'ai pas pu m'empêcher la veille de l'enregistrement, vers 2 heures du matin, d'en reprendre un petit quart. Enfin le grand jour, ou plutôt la grande nuit est arrivée. Un peu embarrassée, car je n'étais pas vraiment totalement sevrée, je me suis présentée au service d'enregistrement de sommeil où l'on m'a bardée d'électrodes sur la tête, autour des yeux, sur la poitrine, sur le menton et même sur le mollet, puis, une fois harnachée, on m'a installée dans une chambre, disons plutôt une boîte, en me souhaitant très aimablement une bonne nuit. Évidemment, dans l'émotion, je n'avais pas pris mon Bigapnol, resté à l'extérieur, dans mon sac, juste à côté de l'homme en blanc chargé de surveiller les enregistrements. De toutes façons, ficelée comme j'étais, pas question de se lever. J'étais partie pour une nuit d'enfer et, effectivement, je n'ai pas fermé l'œil et je n'ai pas arrêté de faire des cauchemars. Le matin, je suis partie sans demander mon reste. Je n'ai même pas accepté de prendre le petit déjeuner à l'hôpital. J'ai cependant pris le temps de griffer un zéro rageur lorsqu'on m'a demandé de "noter la qualité subjective de mon sommeil ". Le deuxième soir, j'avais pris mes précautions et vers une heure du matin, puisque je ne dormais toujours pas, j'ai avalé le petit bout de Bigapnol que j'avais dissimulé dans une cache discrète de ma chemise de nuit. Là, j'ai pu dormir un peu.

« *Trois jours plus tard, un peu anxieuse, je me suis présentée à la consultation afin d'entendre le verdict. Tout rigolard, le docteur m'a d'abord dit que mon tracé était "rempli de fuseaux ", surtout la deuxième nuit.*

« *" C'est-à-dire Docteur ?*

« *– Ce sont des ondes électro-encéphalographiques particulières qui apparaissent lorsque l'on est sous l'influence d'une benzodia-zépine, comme, par exemple, au hasard, le Bigapnol. " Honteuse, j'ai avoué. Mais le pire, ça a été les résultats proprement dits.*

« *" Madame, vos deux nuits sont assez comparables, vous avez dormi chaque fois environ six heures trente, avec un petit peu plus de sommeil profond au cours de la première nuit.*

« *– Vous avez bien dit la première nuit, Docteur ? Vous êtes tout à fait certain qu'il n'y a pas d'erreur ?*

« *– Il n'y a jamais d'erreur dans ce domaine. "*

« *Il a continué, impitoyable : " Lorsque vous avez démarré votre entreprise, il y a dix-sept ans, vous étiez un peu, disons même très anxieuse, ce qui se conçoit assez bien. De plus, vous aviez énormé-ment de travail, vous déplaçant et changeant sans cesse de lit, vous couchant parfois très tard après des repas d'affaires géné-reusement arrosés, vous levant tôt en semaine et tard le dimanche. Vous avez donc créé les conditions idéales pour développer une insomnie. À ce moment, vous prescrire un hypnotique, une ben-zodiazépine, était parfaitement justifié, mais il aurait fallu alors vous prévenir que c'était pour peu de temps, deux ou trois semaines, et vous apprendre ce que l'on appelle ' l'hygiène des ryth-mes ' : lever à heure fixe, même le dimanche, quelle que soit l'heure de coucher, douche très chaude et un peu de gymnastique dès le réveil, repas à horaires réguliers, pas de sieste de plus de vingt minutes, même le dimanche, pas de café, coca, thé, chocolat après 14 heures, soirée calme avec bain tiède et relaxant au coucher. C'est une véritable rééducation du sommeil par l'éveil qu'il faut entreprendre. "*

« *" Les hypnotiques, que l'on appelle les benzodiazépines, ne sont, le plus souvent, efficaces que pendant deux semaines et leur seul effet à partir de ce moment est probablement lié à leur pouvoir amnésiant. Pour simplifier les choses, disons que le seul intérêt des somnifères, au bout de quinze jours, est, non pas de traiter, mais de faire oublier l'insomnie ! En revanche, chez certaines personnes, ces médicaments entraînent, parfois très rapidement, une accoutumance, c'est-à-dire que leur sevrage brutal amène des symptômes désagréables : insomnie mémorisée, anxiété, parfois même des petits signes physiques, transpirations, impressions de chaud et de froid, nausées, douleurs abdominales, goût ou odeur bizarre, tristesse, agressivité.*

« " La personne qui a pris pendant quelques semaines un tranquillisant ou un hypnotique essaie donc de l'interrompre quand elle se sent améliorée. Si elle ressent ces fameux symptômes, elle en reprend pour quelques jours afin de les faire cesser, ré-essaie de l'arrêter un peu plus tard et éprouve à nouveau les mêmes signes de sevrage. Ainsi, contrairement à une idée répandue notamment chez les médecins, ce ne serait pas tellement le fait de prendre longtemps une benzodiazépine qui provoque l'accoutumance, mais, au contraire, le fait de ressentir très tôt des signes de sevrage qui décourage l'arrêt du médicament et amène de longues consommations.

« " Cette idée a été développée grâce à une étude très simple publiée par Rickels. Il a proposé un essai en double aveugle à des sujets sains. La moitié des sujets tirés au sort a reçu pendant un mois un tranquillisant connu puis, à son insu, abruptement, un placebo identique dans sa présentation. L'autre moitié des volontaires a reçu le même médicament pendant six mois, puis, également à son insu, a reçu le placebo. Dans chacun des groupes, le même nombre de sujets a ressenti les symptômes de manque, ce qui semble bien montrer que le temps d'imprégnation n'est pas très important et que, pour certaines personnes, le piège – l'addiction – peut se refermer très vite. "

« La sentence est tombée, peut-être un peu moins dure que ce à quoi je m'attendais. Le docteur Hypnos m'a demandé de réduire très progressivement mon Bigapnol, à raison d'un quart de comprimé en moins tous les mois, en me prévenant bien que chaque fois que j'aurai descendu un palier posologique, je passerai peut-être deux ou trois nuits " moins bonnes, mais rien de bien dramatique ". Bien entendu, je devrais appliquer ses fameuses règles d'hygiène des rythmes, auxquelles d'ailleurs, j'ai assez

rapidement trouvé beaucoup de charme, tant j'avais l'impression qu'elles me permettaient de démarrer mes journées rapidement et dans de bonnes conditions. Une fois parvenue à un quart de comprimé par soir, il m'avait donné pour consigne de revenir le voir, accompagnée de mon mari.

« C'est donc trois mois plus tard que nous nous sommes à nouveau rendus à sa consultation, mon mari curieux de ce qui allait se passer et moi, pour tout dire, assez fière d'avoir suivi les recommandations et de ne plus prendre qu'un quart de comprimé au coucher. J'avais consciencieusement rempli mon agenda de sommeil, hachurant les heures où je dormais et donnant une note tous les matins au réveil. C'était devenu une routine.

« Tout d'abord, le médecin a gentiment, mais fermement engueulé mon mari, lui expliquant que l'insomnie et la dépendance aux somnifères n'avaient rien d'amusant, qu'il était d'ailleurs assez mal placé, lui le grand fumeur (dissimulation instantanée des doigts tachés de nicotine sous le siège), pour plaisanter sur ce genre de sujet et qu'il devait s'engager, non seulement à ne plus en rire, mais en plus à participer à la cure de sevrage. Il nous a alors expliqué que la principale difficulté pour interrompre un hypnotique était surtout liée à " l'idée qu'on s'en fait ", c'est-à-dire à la certitude que, " sans somnifère, pas de sommeil possible ". Le principe du sevrage est simple et repose sur l'utilisation éthique, en simple aveugle, d'un placebo de somnifère.

« J'ai donc demandé au pharmacien, bien surpris, une bonne provision de gélules vides que j'ai remplies, une par une, de sucre en poudre. Puis je les ai confiées à mon mari qui a glissé, dans certaines, le fameux quart de comprimé de Bigapnol et dans d'autres n'a rien mis. Tous les soirs, il en déposait une sur la table de nuit. Je l'avalais et lui notait consciencieusement ce qu'il m'avait donné : placebo ou produit actif. De mon côté, je continuais le matin à évaluer et noter mon sommeil : dix sur dix pour une nuit "parfaite", zéro sur dix pour une nuit blanche et tous les intermédiaires. Interdiction absolue de parler entre nous de l'"expérience" pendant tout son déroulement. La consigne était : un placebo par semaine pendant quinze jours puis deux par semaine, puis trois, jusqu'à ce que je ne prenne de principe actif qu'une fois *par semaine. Mon mari devait préparer d'avance, quinzaine par quinzaine, la séquence de ce qu'il me donnerait en tirant, au hasard, des petits papiers : P pour placebo et S pour somnifère. Il les mélangeait au préalable en mettant dans le chapeau le nombre exact de prises de chaque lot.*

« C'est au bout de douze semaines exactement que, complices comme deux collégiens, nous sommes encore une fois retournés à la consultation et que nous avons " cassé le code " : je lui ai montré mon agenda de sommeil, lui, m'a dévoilé ses notes et nous avons comparé. Là, personne n'a été surpris, car bien du chemin avait été parcouru dans les esprits. Certains matins, j'avais noté trois sur dix ma nuit, alors que j'avais reçu le principe actif et certains autres matins, j'avais noté dix sur dix alors que j'avais absorbé une gélule de placebo ! Parfaitement convaincue de l'absence de relation entre le somnifère ou le placebo et la qualité de mes nuits, j'ai pu jeter à la poubelle, la conscience en paix, la totalité de mes gélules, actives ou non, et dormir du sommeil du juste !

« Égoïste que j'étais devenue, ce n'est que le lendemain que j'ai réalisé que mon mari avait cessé de fumer ! »

Il est certain que cette technique ne peut être utilisée qu'avec des personnes bien déterminées à se sevrer et uniquement si le couple est jugé solide. Sinon, le pouvoir dont se trouve investi le conjoint pourrait être utilisé de façon perverse et devenir une arme de dérision. Bien entendu, la méthode peut être simplifiée, le sujet pouvant préparer lui-même ses gélules « placebo et actives », toutes les deux semaines, les mélanger et diminuer progressivement la proportion de gélules actives par rapport aux gélules placebo. Une telle méthode pourrait être appliquée, sans problèmes d'ordre éthique ou technique, lors du sevrage d'un grand nombre de toxicomanes. Le tout, bien entendu, est de l'utiliser dans un contexte psychothérapique, ou tout du moins de verbalisation.

Faudra-t-il donc un jour obliger les laboratoires à commercialiser des placebos correspondant à chaque médicament? Les situations évoquées ci-dessus ne sont pas exceptionnelles. Elle justifient dans certains cas et imposent même l'utilisation du placebo. La question est dès lors d'ordre politique car pour pousser ce raisonnement jusqu'au bout, il incomberait au ministère de la Santé d'imposer aux laboratoires pharmaceutiques de fabriquer et de commercialiser des placebos d'un certain nombre, voire de la plupart des médicaments : tous ceux dont l'efficacité n'est pas vraiment prouvée, tous ceux qui sont toxicomanogènes (fin de traitement) et ceux qui posent régulièrement des problèmes de tolérance (début de traitement).

FICHE VIDAL
Placebo (Poudre d'illusion)

FORMES ET PRÉSENTATIONS
Gélules dosés à 0 mg, toutes couleurs ; boîte de nombre variable (forme la plus prescrite)
Comprimés dosés à 0 mg, toutes couleurs ; boîte de nombre variable
Gouttes dosées à 0 %
Poudre orale ou pour suspension buvable dosée à 0 mg
Ampoules pour usage parentéral IV ou IM dosées à 0 mg

COMPOSITION
Formes orales : lactose (le plus souvent)
Formes injectables : eau distillée ou sérum physiologique

DC INDICATIONS
Capable d'améliorer, voire de guérir, un grand nombre de symptômes, mais plus particulièrement les signes dits fonctionnels. Globalement, le produit serait efficace dans environ 30 % des cas. Placebo® peut être prescrit dans toutes les maladies mais plus particulièrement lorsqu'il n'existe pas de produits objectivement efficaces qui soient disponibles.

Il est tout indiqué en début de traitement, pour faciliter la prescription d'un médicament inconsciemment refusé. Il est également indiqué en fin de traitement, dans les situations de sevrage médicamenteux. L'utilisation de Placebo® est obligatoire dans tous les protocoles de recherche comportant un groupe dit contrôle.

DC POSOLOGIE
Placebo® est parfois utilisé en dose unique. Le plus souvent sa durée d'utilisation n'excède pas une à deux semaines mais, notamment dans le syndrome d'attaques de panique, il a pu être prescrit avec succès pendant des périodes atteignant un an.
Adultes : 1 à 10 comprimés par jour, voire plus, pendant des périodes variables.
Enfants : en l'absence d'étude, aucune posologie ne peut être recommandée.
Animaux : en l'absence d'étude, aucune posologie ne peut être recommandée.

DC CONTRE-INDICATIONS
Toutes les situations où la relation thérapeutique n'est pas parfaitement claire, où le prescripteur ne connaît pas exactement ses propres motivations.
Placebo® ne doit jamais être utilisé lorsque sa prescription cache une intention agressive, hostile ou méprisante chez le prescripteur.
Toutes les maladies évolutives où il existe un traitement efficace.

DC MISES EN GARDE et PRÉCAUTIONS D'EMPLOI
Mises en garde :
Placebo® peut être redoutablement efficace mais, en cas d'utilisation mensongère éhontée, son utilisation peut se retourner contre le prescripteur.

Précautions d'emploi :

Placebo® doit être prescrit très peu souvent car il est forcément associé à une certaine dose de mensonge. Il ne doit donc, en aucun cas, représenter un procédé automatique car il peut détruire la relation thérapeutique.

Chaque fois que Placebo® est utilisé dans un cadre de recherche, sa prescription doit faire l'objet d'une explication détaillée, écrite et approuvée par un CCPPRB et être acceptée, également par écrit par le sujet.

Certains cas de toxicomanie ont été signalés.

$\boxed{\text{DC}}$ INTERACTIONS MÉDICAMENTEUSES

Placebo® peut être associé à tout autre traitement que souvent il potentialise. Dans certains centres anticancéreux, il a même été utilisé en association avec les opiacées afin d'en réduire les posologies.

$\boxed{\text{DC}}$ EFFETS INDÉSIRABLES

Comme tout produit efficace, Placebo® peut induire un certain nombre d'effets indésirables : asthénie, céphalées, nausées, vertiges, insomnie, diarrhée, constipation, anxiété sont les signes les plus fréquemment retrouvés (environ 20 à 30 % des cas).

$\boxed{\text{DC}}$ SURDOSAGE

Un certain nombre d'intoxications volontaires ont été signalées, l'une au moins ayant amené un coma hystérique rapidement réversible. Aucun effet toxique net n'a été signalé.

En cas de surdosage, un entretien prolongé doit chercher à analyser les tenants et aboutissants d'une telle conduite.

$\boxed{\text{PP}}$ PHARMACOCINÉTIQUE

Il n'a pas encore été possible de détecter le principe actif ou ses dérivés dans le sang ou les urines. La pharmacocinétique reste donc essentiellement clinique. Le Placebo® est en règle générale plus rapidement efficace, mais de façon plus transitoire que les produits auxquels il a été comparé.

LISTE I – VISA NL 0.000 – AMM 000001 –

PRIX

Théoriquement gratuit mais son coût peut énormément varier s'il est impur. Non remb. Séc. soc. dans ses formes pures – Collect.

COMPAGNIE DES MÉDECINS ET GUÉRISSEURS RÉUNIS
A WORLD COMPANY DIVISION
33, rue de la Panacée
00 000 Cocagne Cedex

UTOPIE

Ultime
rebondissement

Aujourd'hui, l'utilisation de la poudre d'illusion est si répandue qu'elle n'est pas toujours perçue. Le faux règne en maître, en médecine mais aussi en art, en cuisine, en politique ou encore en sport. C'est pourquoi nous proposons, en guise d'ultime conclusion, ce petit guide des simulacres modernes qui sans prétendre être exhaustif, permettra au lecteur désireux d'être averti de mesurer l'extension souvent insoupçonnée du phénomène placebo.

PLACEBO D'ART : Peintures strictement monochromes, blanches, sans travail ni texture, détritus de sculpture, boîtes de conserves répandues, étagères vides, emballages abandonnés, commodes remplies de foin, le tout dénué de tout contenu, incapables de mettre en branle tout processus imaginatif, malgré ou à cause de l'abondance extrême des textes explicatifs émanant de censeurs ou de penseurs subjugués par la cote[1]. L'art ne vaut pourtant que par sa capacité à faire rêver. C'est là son principe actif.

____

1. C'est du moins l'opinion de l'auteur réactionnaire que je suis en matière d'art.

PLACEBO DE CUISINE : Lorsque d'aventure, je vais calmer ma faim dans quelque restaurant branché, type nouvelle cuisine, il m'arrive de songer que certains chefs ont parfaitement assimilé les meilleures techniques du placebo. Le principe actif approche la nullité en ce qui concerne le goût et la quantité, en revanche, la présentation, porcelaines, disposition des mets, service et, surtout le prix atteignent des sommets qui expliquent peut-être certains engouements. Le lecteur me pardonnera de ne pas inclure de bibliographie *(Guide Michelin)* dans ce paragraphe.

PLACEBOS DE LOIS : Bien sûr, je n'irai pas jusqu'à parler de placebos de chars d'assaut lorsqu'au cours de la guerre du Golfe, Sadam Hussein plaça ses tanks en carton pâte dans le désert, afin de leurrer les avions. Mais, dans le domaine particulier de la politique, où les gouvernants ont la charge d'un pays, doivent corriger des carences, remédier à certains abus, traiter des crises et des dysfonctionnements sociaux, la métaphore médicale paraît pour le moins adaptée. Elle est d'ailleurs largement utilisée. Il n'est pas rare de voir certains journaux titrer, « La France est malade de son chômage, l'expert Untel se penche à son chevet », ou encore évoquer « l'amère potion du ministre des Finances qui met le pays au régime ». L'utilisation de procédés apparentés au placebo est d'ailleurs fréquente et manifestement familière aux responsables politiques. Je n'aurai toutefois pas la cruauté de parler de placebothérapies pré-électorales ! En revanche, chaque fois qu'une loi est promulguée sans être accompagnée de son principe actif, à savoir l'argent, le budget approprié, il est clair qu'il s'agit d'une pure placebothérapie incantatoire destinée à calmer l'opinion publique ! Lorsqu'en cas de troubles sociaux dans une catégorie socioprofessionnelle donnée, il est énoncé que la semaine de travail sera réduite, parfois de cinq heures comme cela est arrivé récemment pour les infirmières de nuit, sans que le budget nécessaire à l'indispensable recrutement de personnel soit alloué, ne s'agit-il pas de loi placebo ? Il est bien connu de toutes les administrations qu'en cas de crise, la création d'une commission d'étude est la meilleure manière de récupérer les mécontents, de calmer les esprits, d'éluder un problème et si possible, de l'enterrer. Lorsque, pour calmer parents et enseignants, on crée des commissions d'enquête destinées à évaluer les besoins de reconstruction des écoles dangereuses, type Pailleron, puis que l'on annonce que tout sera mis en œuvre, sans qu'aucun budget supplémentaire ne soit alloué, il est clair que les gouvernants ont parfaitement compris ce qu'est la placebothérapie : une prescription à visée thérapeutique (calmer en urgence des tensions sociales) d'un produit (une réforme) qui ne contient pas de principe actif (l'argent). Il est non moins clair que les bénéfices et les risques sont exactement les mêmes qu'en médecine : soulagement immédiat d'une crise sociale, abaissement des tensions, mais si, avec le temps, le malade (le public) réalise que le médicament ne contient que du vent, le risque de mécontentement est majeur, du fait de la frustration et de la perte de confiance. Il n'est pas rare alors d'observer une rechute aggravée. Lorsque Marie-Antoinette proposa un placebo de pain, sous forme de brioche verbale, aux Parisiens affamés, le rebond de tension sociale lui a été fatal. La politique placebo a parfois des conséquences plus dramatiques. Lorsque l'Irak offre des simulacres de tanks à des alliés réunis pour une guerre presse-bouton donnée en pâture à des téléspectateurs qui ne savent plus très bien s'il s'agit de fiction encore mieux que « Le jour le plus long », ou de vraie guerre, on oublie peut-être que les morts, eux, étaient bien réels.

PLACEBOS D'ENFANCE : Sucettes, tétines caoutchoutées, pâles substituts de sein maternel que les parents enfournent prestement dans la bouche des tout-petits qui se mettent à hurler lorsqu'ils sont affamés, apeurés, ou tout simplement par envie. À bien y réfléchir, qu'est-ce d'autre qu'un placebo de mamelon que ce mou mensonge totalement dénué de son principe actif, le lait ? Pour ma part, je trouve très laid de mentir ainsi à de pauvres petits enfants sans défense.

PLACEBO POÉTIQUE : Un seul auteur, à ma connaissance, a été jusqu'à oser composer une ode à la gloire du Placebo. Laissons lui la plume pour finir :

Cher Placebo

J'aime le placebo.
Tout d'abord parce qu'il porte un joli nom.
De nos jours, en médecine, les noms latins se font rares.
Et c'est très bien qu'aujourd'hui encore,
un nom vieux comme le monde désigne un traitement
aussi vieux que lui.

Je l'aime aussi parce qu'il constitue un défi
permanent au dogmatisme
et sème le doute dans le champ de nos certitudes
de thérapeutes.
L'un de ces doutes qui ébranlent gentiment
ce que nous pensons être des vérités éternelles
et qui stimulent notre réflexion.

Je l'aime parce qu'il est empreint de paradoxe :
vérité du mensonge et mensonge de la vérité,
magie de la raison et raison de la magie,
illusion de la réalité
et bien sûr, réalité de l'illusion.

*Je dois également l'aimer parce qu'il symbolise les
limites d'une approche « réductrice » du malade :
il ne saurait être réduit, en effet, à un mécanisme d'ordre
purement psychologique
ou biologique.*

*Mais je crois que je l'aime surtout parce que
personne, à ce jour,
et à ma connaissance,
n'a trouvé son parfait mode d'emploi.*

JEAN-JACQUES AULAS

PLACEBO SPORTIF : Tout objet, produit, ou substance, dénué de principes actifs et destiné à améliorer les performances d'un futur champion ou d'un athlète confirmé. C'est la fameuse bouée que certains maîtres nageurs dégonflent en douce, un peu plus à chaque séance, lorsqu'un enfant, parfois un adulte, ne peut supporter l'idée de nager là où il n'a pas pied. Avec le temps, l'indispensable accessoire de survie finit par ressembler à une molle ceinture, disgracieuse et encombrante que le nageur, de lui-même et sans drame, se résout à ranger au rayon des souvenirs. À un niveau plus confirmé, citons dans le milieu du football et surtout du rugby, la distribution classique avant chaque match de solutions vitaminiques préparées dans le plus grand secret par le médecin-guru du club ou la pratique de l'éponge souvent imbibée d'un produit mystérieux que le soigneur passe sur le visage et sur la partie souffrante du joueur blessé ou défaillant qui dès lors repart comme en quatorze (quinze au rugby). Enfin, il existe des placebos sportifs à l'usage des joueurs velléitaires ou paresseux : les *video games* – de tennis, de golf, de football, etc. – pâles substituts de sport, mais qui illusionnent parfois.

RÉFÉRENCES BIBLIOGRAPHIQUES

R. P. Abrezol, « *Les Placebos* », *Med. Hyg.*, 27, 1969, p. 505-509.

T. Adohane, « Le Métissage culturel des remèdes », *Psychosomatique*, 32, 1993, p. 77-84.

E. A. Amsterdam, S. Wolfson, R. Gorlin, « New aspects of the placebo response in angina pectoris », *Am. J. Cardiol.*, 24, 1969, p. 305-306.

E. Auger, « Dyskinésies tardives et antiparkinsoniens de synthèse », Thèse de médecine, Lyon, 1986.

J.-J. Aulas, *Les Médecines douces. Des illusions qui guérissent*, Paris, Éd. Odile Jacob, 1993.

J.-J. Aulas, G. Bardelay, J.-F. Royer, J.-Y. Gauthier, *L'Homéopathie. État actuel de l'évaluation clinique*, Lausanne-Paris, Éditions médicales Rolland Bettex, 1985.

M. Balint, *Le Médecin, son malade et la maladie*, Paris, Payot, 1966.

M. Batezzati, A. Tagliaferro, G. De Marchi, « La legatura delle due arterie mammarie interne nei disturbi di vascolarisazione miocardia : nota preventiva relativa dei primi dati sperimentali e clinici », *Minerva Med.*, 46, 1955, p. 1178-1188 ; M. Batezzati, A. Tagliaferro, A. D. Cattaneo, « Clinical evaluation of bilateral internal mammary artery ligation as treatment of coronary heart disease », *Am. J. Cardiol.*, 4, 1959, p. 180-183.

H. K. Beecher, « The powerful placebo », *JAMA*, 159, 1955, p. 1602-1606 ; H. K. Beecher, « Increases stress and effectiveness of placebos and " active " drug », *Science*, 132, 1960, p. 91-92 ; H. K. Beecker, « Surgery as placebo.

A quantitative study of bias », *J. Amer. Med. Ass.*, 176, 1961, p. 1102-1107.

S. Bok, « The ethics of giving placebo », *Sci. Am.*, 231, 1974, p. 17-23.

P. Cacot, « Le Placebo entre médecins et charlatans », Mémoire pour le C. E. S. de psychiatrie, Paris, université Descartes, 1989.

« *Le Discours de la licorne* », dans P. Cacot, « Le Placebo entre médecins et charlatans », Mémoire pour le C. E. S. de psychiatrie, Paris, université Descartes, 1989.

J.-P. Chabannes, « Placebo et perfusions d'antidépresseurs », *Le Placebo*, V. Caillard et M. Cardine (éd.), Lyon, FUAG, 1989, p. 122.

P. Charazac, « Recherche sur les aspects transférentiels et contre – transférentiels de l'inhibition et de la désinhibition dans la relation thérapeutique avec le psychotique », Mémoire de psychiatrie, 1979.

F. Choffat, *L'Homéopathie au chevet de la médecine*, Paris, Éd. du Cerf, 1993, p. 306.

L. A. Cobb, G. I. Thomas, D. H. Dillard, K. A. Merendino, R. A. Bruce, « An evaluation of internal mammary ligation by a double blind technique », *New Eng. J. Med.*, 260, 1950, p. 1115-1118.

S. R. Dager, A. Khan, D. Cowley, D. H. Avery, J. Elder, P. Roy-Byrne, D. L. Dunner, « Characteristics of placebo response during long-term treatment of panic disorder », *Psychopharmacol. Bull.*, 26, 3, 1990, p. 273-278.

R. Dantzer, *L'Illusion psychosomatique*, Paris, Éd. Odile Jacob, 1989.

A. Davignon, G. Lemieux, J. Genest, « Placebo et HTA », *Union médicale du Canada*, 85, 1, 1956, p. 36-39K.

A. Dazord, P. Gerin, « L'Évaluation des psychothérapies », *Évaluation des soins en santé mentale*, P. F. Chanoit et J. de Verbizier (éd.), Érès, 1990, coll. « Psychiatrie et société », p. 201-210.

E. G. Dimond, F. Kittle, J. E. Crokett, « Comparison of internal mammary artery ligation by a double blind technic », *New Eng. J. Med.*, 5, 1960, p. 483-486.

E. F. Dubois, « Elimination of worthless drugs », *Trans. Ass. Am. Physic.* 54, 1939, p. 1-5.

J. W. Duncan, J. D. Laird, « Positive and reverse placebo effects as a function of differences in cues used in self perception », *Journal of Personality and Social Psychology*, 39; 1-6, 1980, p. 1024-1036.

F. Ederer, « Patient bias, investigator bias and the double-masked procedure in clinical trials », *Am. J. Med.*, 58 (3), 1975, p. 295-299.

L. D. Egbert, G. E. Battit, C. E. Welch, M. K. Bartlett, « Reduction of post-operative pain by encouragement and instruction of patients », *N. Eng. J. Med.*, 270, 1964, p. 825-827.

M. Eliade, *La Nuit bengali*, Paris, Gallimard, 1950.

H. Engelberg, « Heparin therapy of severe coronary atherosclerosis, with observations of its effects on Angina Pectoris, the two step electrocardiogram and the ballisto-cardiogram », *Am. J. Med. Sc.*, 244, 1952, p. 487-495.

H. Engelberg, « Low serum cholesterol and suicide », *The Lancet*, 21 mars 1992, p. 727-729.

W. Evans, C. Hoyle, « The comparative values of drugs used in the continuous treatment of angina pectoris », *Quart. J. Med.*, 47, 1933, p. 195-204.

G. Ferdiere, dans *Annales médico-psychologiques*, 1, 5, 1961, p. 984.

R. G. Fish, T. P. Crymes, M. G. Lowell, « Internal mammary artery ligation for Angina Pectoris ; its failure to produce relief », *New Eng. J. Med.*, 259, 1958, p. 418-420.

S. Follin, J.-C. Chanoit, J.-P. Pilon, C. Huchon, « Le Remplacement du Largactil par des placebos dans un service psychiatrique », *Annales médico-psychologiques*, 1, 5, 1961, p. 976-983.

J.-P. Fussler, *Les Idées éthiques, sociales et politique de Paracelse (1493-1541) et leur fondement*, Strasbourg, Association des publications près les universités de Strasbourg, 1986.

« Dyalogue de Placebo », dans E. Godfroy, *Dictionnaire de l'ancienne langue française et de tous ses dialectes du IXe au XVe siècle*, Paris, Bouillon, 1889.

H. Gold, N. Kwit, H. Otto, « The Xanthines in the treatment of cardiac pain », *JAMA* 108, 26, 1937, p. 2173-2179.

A. Goldstein, P. Grevert, « Placebo analgesia : endorphine and naloxone », *The Lancet*, 11, 1978, p. 1385.

C. W. Gowdey, D. Phil, « A guide to the pharmacology of placebo », *Can. Med. Assoc. J.*, 128, 1983, p. 921-925.

D. M. Graham, T. P. Lyon, J. W. Gofman, B. J. Hardin, A. Yankley, J. Simonton, S. White, « Blood lipids and human atherosclerosis. The influence of heparin upon lipid metabolism », *Circulation*, 4, 1951, p. 666-673.

G. Groddeck, *Le Livre du ça*, Paris, Gallimard, coll. « Tel », 1991.

A. Guede, « Ces remèdes miracles qui peuvent ruiner la santé », *Le Canard enchaîné*, 16 mars 1994.

G. H. Guyatt, « The n of one randomized controlled trial : clinical usefulness. Our three-year experience », *An. of Inter. Med.*, 112, 1990, p. 293-299.

S. Hahnemann, *Doctrine et traitement homéopathique des maladies chroniques*, Paris, Baillière, 1846.

M. Hamilton, « Discussion of the meeting », dans K. Rickels, *Non specific factors in druf therapy*, Springfield, (Ill.), Charles C. Thomas, 1968, p. 133-135.

A. Helm, « Truth-telling, placebos and deception ethical and legal issues in practice », *Aviat. Space. Environ Med.*, 56, 1, 1985, p. 69-72.

D. Kupfer, « Five-year outcome for maintenance therapies in recurrent depression », *Arch. Gen. Psychiatry* 49, 1992, p. 769-773.

B. Lachaux, P. Lemoine, *Placebo, un médicament qui cherche la vérité*, Paris, Éd. Medsi-Mc Graw Hill, 1988.

Marnix, « Differens, II, III, 1 », dans B. Lachaux, P. Lemoine, *op. cit.*

B. Lameignere, « Les Placebos et leur utilisation », thèse de médecine, Paris, 1963.

L. Lasagna, F. Mosteller, J. M. Von Felsinger, « A study of placebo response », *Ann. J. Med*, 16, 1954, p. 854-862.

P. Lemoine, M.-P. Minuit, J. Mouret, « Traitement de l'insomnie d'endormissement par une tisane, Étude en double aveugle contre placebo de la Santane N 9 », *Le Concours médical*, 115, 1989, p. 111-116.

P. Lemoine, A.-L. Le Doriol, E. Vicaut, « Administration sublinguale de Prazépam dans les états anxieux », *Act. Med. Inter. Psychiatrie*, 34, 1986, p. 851-855.

P. Lemoine, « Cœur et angoisse », *Le Concours médical*, 111, 03, 1988, p. 186-189.

P. Lemoine, « Placebo et homéopathie », Rencontres nationales d'homéopathie, Lyon, 29 juin 1989.

J. Levine, N. C. Gordon, H. L. Fields, « The mechanism of placebo analgesia », *The Lancet*, 1, 1978, p. 654-657.

P. Lowinger, D. Dubies, « What makes placebo work ? A study of placebo response rates », *Arch. Gener. Psychiatry*, 20, 1969, p. 84-88.

Marie Claire, août 1994.

P. Martino, « La Fiction thérapeutique », *Psychosomatique*, 32, 1993, p. 65-71.

P. Mengal, « Magnétisme, sympathie et fureur utérine », *Neuro-psy*, 9 (4), 1994, p. 117-121.

R. Merle, *Fortune de France*, t. 2, *En nos vertes années*, p. 122.

P. Meyer, *La Révolution des médicaments : mythes et réalités*, Paris, Fayard, coll. « Le Temps des sciences », 1984.

Molière, *Le Malade imaginaire*, Paris, Larousse, 1970.

L. A. Morris, E. C. Oneal, « Drug name familiarity and the placebo effect », *J. Clin. Psychol.*, 30, 3, 1974, p. 280-282.

B. Mounier, « Le Placebo », Cours CES psychologie médicale, B. H, 29 novembre 1984 ; B. Mounier, J. Guyotat, « Effet placebo et pouvoir thérapeutique », *Psychologie médicale*, 16, 14, 1984, p. 2379-2382.

P. Papalexiu, « Les Placebos ; Discussion des problèmes inhérents à leur utilisation », *Journal suisse de pharmacie* 107, 1969, p. 83.

O. H. P. Pepper, « A note on placebo », *Tr. and Stud. Col. Physicians*, Philadelphie, 13, 1945, p. 81-88 ; *Ann. J. Pharm.*, 117, 1945, p. 409-412.

F. Persuy, « Attention, les faux médicaments peuvent tuer ! », *Ça m'intéressse*, 137, 1992, p. 66-69.

P. Pichot, « À propos de l'effet placebo », *Rev. méd. psychosomatique*, 3, 1961, p. 37-40.

Platon, *Charmide*, Paris, Garnier-Flammarion, 1967.

Le Quotidien du médecin, numéro spécial, mai 1993.

J. D. Ratcliff, « New surgery for ailing hearts », *Reader's Digest*, 71, 1967, p. 70-73.

C. F. Reed, P. N. Witt, « Factors contributing to unexpected reactions in two human drug-placebo experiments », *Conf. Psychiat.*, 8, 1968, p. 57-68.

J. Van Rillaer, *Les Illusions de la psychanalyse*, Bruxelles, Mardaga, 1980, p. 415.

P. Roheim, *Magie et schizophrénie*, Anthropos, 1968.

R. Saury, *alias* Orater Bursy, « François Rabelais, Alcofribas Nasier, un étudiant bien singulier », *Science et culture*, 1994, p. 105-111.

C. Seulin, P. Gerin, A. Amar, A. Duclos, A. Dazord : « Présentation d'une échelle d'engagement du patient dans la relation soignant-soigné », *Information psychiatrique*, n° 9, novembre 1989, p. 915-923.

R. Thomson, « Sides effects and placebo amplication », *Br. J. Psychiatry*, 140, 1982, p. 64-68.

F. Tribolet, « Psychanalyse du placebo », *Psy. Fr.*, 3, 1990, p. 38-42.

U. S. Department of Health, Education and Welfare, « Cold studies reveals some vitamine C influence ; more research needed », Bethesda, NIH Record, 1973, vol. 25, p. 4.

F. Villemain, *Stress et immunologie*, Paris, PUF, coll. « Nodules », 1989, p. 13.

O. Vincar, « Dependance on placebo : a case report », *Br. J. Psychiatry;* 115, 1968, p. 1184-1190.

S. Wolf, « The pharmacology of placebos », *Pharmacol. Rev.*, 11, 1959, p. 689-674.

A. Zanchetti, « What blood pressure level should be treated ? », *Hypertension : Pathophysiology, diagnosis and management*, J. H. Laragh et B. M. Brenner (éd.), New York, Raven Press, 1990, p. 1967-1983 ; cité dans P. Meyer, « Imaginaire et médicaments », *Rev. méd. psychosom.*, 32, 1993, p. 11-18.

E. Zarifian, *Des Paradis plein la tête*, Paris, Éd. Odile Jacob, 1994.